优生优育与孕产期保健

YOUSHENG YOUYU YU YUNCHANQI BAOJIAN

张海燕　编著

U0339830

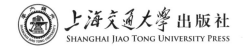
上海交通大学出版社
SHANGHAI JIAO TONG UNIVERSITY PRESS

内容提要

本书秉承现代医学模式的整体医学观念，综合介绍了优生优育的主要内容，包括影响优生优育的遗传和非遗传因素、遗传咨询、产前筛查、出生缺陷干预等。同时，结合婚前、孕前及孕产期妇女的生理特点，从检查、饮食、运动、用药、心理等角度讲解了各时期的保健重点及内容。本书不仅适合孕产妇及其家庭成员阅读，而且可为各级医疗机构妇幼保健人员提供参考。

图书在版编目（CIP）数据

优生优育与孕产期保健 / 张海燕编著. --上海 ：
上海交通大学出版社，2023.12
ISBN 978-7-313-29715-0

Ⅰ．①优… Ⅱ．①张… Ⅲ．①优生优育－基本知识②妊娠期－妇幼保健－基本知识③产褥期－妇幼保健－基本知识 Ⅳ．①R169.1②R715.3

中国国家版本馆CIP数据核字（2023）第202304号

优生优育与孕产期保健

YOUSHENG YOUYU YU YUNCHANQI BAOJIAN

编　　著：张海燕
出版发行：上海交通大学出版社
邮政编码：200030
印　　制：广东虎彩云印刷有限公司
开　　本：710mm×1000mm 1/16
字　　数：274千字
版　　次：2023年12月第1版
书　　号：ISBN 978-7-313-29715-0
定　　价：198.00元

地　　址：上海市番禺路951号
电　　话：021-64071208

经　　销：全国新华书店
印　　张：15.75
插　　页：2
印　　次：2023年12月第1次印刷

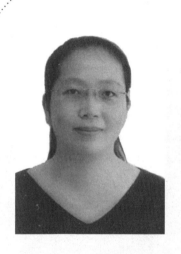

张海燕

毕业于北京大学医学网络教育学院临床医学专业，现就职于济宁市妇幼保健计划生育服务中心计划生育技术服务部。擅长计划生育技术，尤其是孕前评估、孕前高风险人群咨询指导。曾获2014年济宁市妇幼健康技能竞赛个人三等奖、2015年"山东省妇幼健康服务先进个人"称号，并且多次获得"济宁市计划生育先进个人"荣誉称号。发表《米索前列醇用于负压吸引术镇痛、扩张宫颈的疗效及降低重复流产的临床应用》《前列腺素类药物用于计划生育手术中的临床效果观察》等多篇论文。

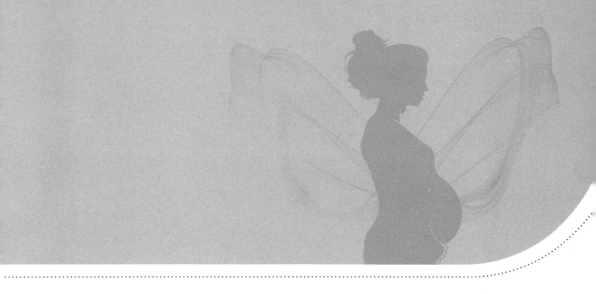

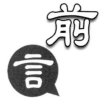

《中国妇女发展纲要（2021 — 2030 年）》和《中国儿童发展纲要（2021 — 2030 年）》的落实，对切实保障母婴安全，构建覆盖婚前、孕前、孕期、新生儿和儿童各阶段的出生缺陷防治体系，完善预防和控制出生缺陷工作机制提出了新的要求。医疗保健机构要进一步强化婚前保健、孕前保健、孕产期保健意识，提升产前筛查和产前诊断能力，扩大新生儿疾病筛查病种范围，来提高优生优育的服务水平和出生人口质量。

优生优育是指通过营养、健康、心理、医疗等方面的综合干预，促进胎儿健康发育，优化孕产过程，降低孕产期及儿童疾病发生率，提高母婴健康水平。优生是指为了保证孕妇能够生下健康的孩子而采取的一些方法，包括婚前检查、孕前检查、孕期检查、孕产妇营养提供及出生缺陷筛查等。优育是指孩子出生后要给予很好的营养、哺育及教育培养，使之成为一个对社会有用的人。优生优育的推行对于保证生殖健康的水平、家庭幸福及后代的健康是非常重要的。因此，为了提高人们的性健康和生育健康意识，帮助人们更好地保障自己和家庭的健康，建立良好的健康生活方式和生活习惯，普及婚前检查、孕前检查、孕产期保健知识，编者特编写了《优生优育与孕产期保健》一书。

本书立足于现代生活，从实际需求的角度出发，旨在为育龄期夫妇及其家属出谋划策，解决从婚前到孕产过程中的实际问题。首先从出生缺陷干预、遗传咨询等方面简要介绍优生优育的基础内容；其次从检查、饮食、运动、用药、心理等方面，讲述了婚前、孕前、孕产期的保健重点，对促进生殖健康和优生优育具有重要价值。本书条理清晰、内容丰富、阐述简明，集科学性和实用性于一体，不仅适合所有育龄期妇女及其家庭成员阅读，而且可为各级医疗机构妇幼保健人员提供参考。

虽然本着科学严谨的态度，力求精益求精，但由于编写时间较为仓促，书中难免存在疏漏之处，希望广大读者提出宝贵意见和建议，以便日臻完善。

张海燕

济宁市妇幼保健计划生育服务中心

2023年4月

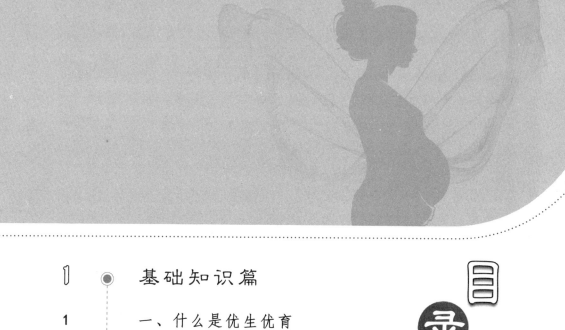

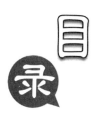

● 基础知识篇

1　一、什么是优生优育

3　二、什么是出生缺陷

5　三、出生缺陷与哪些因素有关

10　四、出生缺陷干预

12　五、什么是遗传病

15　六、遗传病的特点

17　七、遗传病的预防

19　八、遗传咨询

22　九、遗传咨询的对象

23　十、夫妇均无遗传病家族史，
　　　也有可能生育遗传病患儿

24　十一、先天性疾病不等于遗传病

26　十二、家族性疾病不等于遗传病

29 ● 婚前指导篇

29　十三、婚前检查

34　十四、常规体检不能代替婚前检查

35　十五、禁止近亲结婚

37　十六、暂缓结婚人群

37　十七、不宜结婚人群

39　十八、婚前应掌握的性知识

41　十九、新婚期不宜怀孕

42　二十、避孕的原理

43　二十一、新婚期避孕方法的选择

55　二十二、紧急避孕

61　二十三、有准备、有计划地怀孕

64　二十四、意外怀孕

68　二十五、影响婚育的疾病

75 ● 孕前指导篇

75　二十六、最佳受孕时机

81　二十七、特殊情况女性的受孕时机

82　二十八、错过婚前检查怎么办

82　二十九、做过婚前检查也要做孕前检查

83　三十、孕前检查的准备

85　三十一、孕前检查

90　三十二、孕前高风险人群

93　三十三、孕前准备

97　三十四、孕前增补叶酸

99　三十五、先接种疫苗后怀孕

102　三十六、孕前合理营养

105　三十七、孕前维持合理体重

107　三十八、孕前谨慎用药

109　三十九、有遗传病妇女的妊娠指导

111　四十、有慢性疾病妇女的妊娠指导

116　四十一、有传染病妇女的妊娠指导

121 ● 孕产期指导篇

121 四十二、如何判断怀孕

124 四十三、孕期定期检查

129 四十四、产前筛查

130 四十五、胎动、胎龄、预产期

133 四十六、孕产期的生理和心理变化

140 四十七、孕产期营养与体重管理

148 四十八、孕产期性生活与运动

156 四十九、孕产期用药

159 五十、孕产期生活问题与处理

165 五十一、胎教

173 五十二、影响胎儿发育的因素

177 五十三、孕产期常见病的治疗及预防

185 五十四、终止妊娠

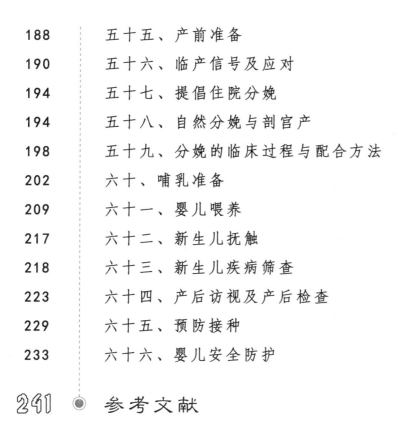

188　五十五、产前准备

190　五十六、临产信号及应对

194　五十七、提倡住院分娩

194　五十八、自然分娩与剖宫产

198　五十九、分娩的临床过程与配合方法

202　六十、哺乳准备

209　六十一、婴儿喂养

217　六十二、新生儿抚触

218　六十三、新生儿疾病筛查

223　六十四、产后访视及产后检查

229　六十五、预防接种

233　六十六、婴儿安全防护

241　◉　参考文献

基础知识篇

一、什么是优生优育

（一）概念

优生就是让每个家庭都有健康的孩子。优育就是让每个出生的孩子都可以受到良好的教育。优生优育是一项从家庭和社会角度出发，为夫妻之间孕育出健康孩子而做出的各种准备，具体表现为对夫妻两人进行相关的检查，如排除传染病、遗传病，确认满足优生优育的条件之后再进行怀孕，使出生的儿童具有优良的遗传素质，同时进行科学养育，旨在提升儿童的整体素质，为社会的良性发展提供和创造出有利的条件。

世界卫生组织指出"优生是利用遗传学原理来保证子代有正常生存能力的科学"。优生优育作为计划生育政策的内容之一，是计划生育具体内涵的延伸，是新的历史条件下对计划生育的具体体现。起源于英国，意思为"健康遗传"，主要是研究如何用有效手段降低胎儿缺陷发生率。优生优育的措施包括禁止近亲结婚、提倡遗传咨询和产前诊断等。

（二）措施

1.禁止近亲结婚

在可能的条件下，应该选择血型匹配、性格协调、知识相当、年龄合适的配偶。为了减少遗传病的发生，应特别注意避免与直系血亲或三代以内的旁系血亲结婚。

2.提倡遗传咨询

医师对遗传病患者及其家属提出的有关遗传问题进行解答和指导，并根据患者提供的情况及检查结果进行科学分析，对病因、遗传方式、治疗与预防等给予解答，同时对其后代患病的可能性进行判断和忠告。因此，凡是家族中有遗传病史者、出生过畸形儿的夫妇及 35 岁以后怀孕者，都应该进行遗传咨询。

3.产前诊断

产前诊断指通过产前检查，医务人员可以掌握孕妇的妊娠情况，并进行保健和优生咨询活动。在产前检查中，医务人员用常规的和最新的检查方法监测胎儿的情况，以便决定将来的分娩方式和是否应该终止妊娠，避免难产或使畸形儿、痴呆儿及有严重先天性缺陷的婴儿出生。

在计划生育时为了优生优育应该怎样做呢？可以从优恋、优婚、优孕3 个方面考虑。优恋指的是谈婚论嫁之前，要注意了解对方及其家庭成员身体健康方面的信息，如是否有严重的疾病或家族遗传疾病，做到知己知彼，心中有数，以免因日后出现不孕或生下缺陷儿而致夫妻不和、家庭破裂。优婚是指在完全知情的情况下结婚，这一点就要依赖于婚前检查，如果对方有什么生理方面的疾病，可以在婚前检查中提前获知，可以等疾病治好了再结婚。优孕是在适宜的孕育年龄、最佳的受孕时机怀孕生子，这样可以最大可能地避开胎儿发育的不利因素。

很多有缺陷的新生儿，都是父母或家族遗传性疾病、孕前产前营养和护理等问题导致的，因此做到优生，就可以避免和减少痴呆儿、严重残疾儿的诞生，减轻因出生缺陷给家庭和社会带来的生育、养育、教育负担。随着现代医疗科学的发展，越来越多的医疗手段用于孕前诊断和产前诊断，准备怀孕的夫妻只要积极学习孕产知识，做好医学诊断和科学护理，就能做好优生的工作。

优育是很多父母忽视的工作，孩子只有从生理和心理上都健康成长，才能成为优秀的下一代。从医疗、营养、教育等各方面帮助孩子健康成长，提高孩子身体和教育素质，成为对社会有用的人才，是优育工作的关键。

优生优育对于减少出生缺陷、改善人口结构、提高人口素质、促进社会发展等，有着重要的社会意义。

二、什么是出生缺陷

（一）概念

出生缺陷是各种遗传性和先天性疾病的总称，是指婴儿出生之前，胚胎或胎儿在母体子宫内生长发育过程中发生的异常，也称先天异常，包括形态结构、功能代谢、精神行为等方面的异常。形态结构异常表现为先天畸形，如无脑儿、脊柱裂、先天性心脏病、唇腭裂、多指（趾）等；功能代谢异常主要表现为先天性智力低下、先天性聋哑、白化病、苯丙酮尿症、半乳糖血症等；精神行为异常可表现为儿童多动症、孤独症等。广义的出生缺陷还包括低出生体重儿、死胎和流产等。

有些出生缺陷在婴儿出生时就可发现，仅凭临床观察即可确诊，如唇裂、腭裂、并指（趾）、短指（趾）等；但多数出生缺陷只有通过遗传学检查、病理解剖或其他技术手段才能诊断出来，如消化道狭窄、先天性心脏病等；有的出生缺陷要随着儿童生长发育才逐渐表现出来，如先天性心脏病、苯丙酮尿症、新生儿甲状腺功能减退、聋哑、孤独症等。轻微的出生缺陷对健康影响不大，伴随患儿一生，如小的色素痣、耳部畸形、多指（趾）、色弱等；严重的出生缺陷还会导致胎儿流产和新生儿死亡，如神经管缺陷等。

（二）分类

出生缺陷泛指出生时人体存在的所有类型的个体发育缺陷，涉及许多学科。人们试图从不同学科、不同分类目的等进行命名分类，如按病因学、胚胎学、病理学分类以及按临床与监测分类等。

1. 根据出生缺陷的发生原因分类

根据出生缺陷的发生原因分类可将其分为遗传因素、环境因素和原因未明引发的出生缺陷 3 类。遗传因素引起的出生缺陷可分为单基因遗传病、多基因遗传病、染色体病和线粒体遗传病。环境因素引起的出生缺陷又可分为药物、化学物质、生物致畸因子、物理致畸因子、母体疾病等导致的出生缺陷。现有出生缺陷中仍有 60% ～ 70% 原因不明，其中部分可能为遗传因素与环境因素共同影响所致。

2. 根据出生缺陷的形成方式分类

根据出生缺陷的形成方式分类可将其分为畸形缺陷、裂解缺陷、变形缺陷和发育不良 4 类。

（1）畸形缺陷：胚胎早期由于某种原因造成的身体结构发育异常，是最常见且最严重的缺陷，如无脑儿。

（2）裂解缺陷：胎儿身体的某些部位在发育过程中由于某种原因引起的正常组织的损害，如唇裂、腭裂等。

（3）变形缺陷：异常压力作用到胎儿身体的某个部分产生的形态改变，如由于羊水过少，宫内压迫引起胎儿马蹄足。

（4）发育不良：胎儿身体某部位的某一种组织的发育不良，如成骨不全等。

3. 根据出生缺陷的胚胎发育过程分类

根据出生缺陷的胚胎发育过程分类可将其分为整胚发育畸形（胚胎早期死亡）、胚胎局部发育畸形（如头面部发育不全）、器官和器官局部畸形（如室间隔缺损）、组织分化不良性畸形（如骨发育不全）、发育过度性畸形（如多指和多趾畸形）、吸收不全性畸形（如蹼状指）、超数和异位发生性畸形（如多孔乳腺）、发育滞留性畸形（如双角子宫和隐睾）、重复畸形（如连体儿）等。

4. 按缺陷严重程度分类

按缺陷严重程度分类可将其分为重大缺陷和轻微缺陷两类。前者是指需要进行较复杂的内科、外科及矫形处理的出生缺陷，后者则不需要进行复杂处理。

（三）诊断

导致出生缺陷的原因十分复杂，因此完全避免出生缺陷的发生几乎是不可能的。而目前越来越多的出生缺陷可以在出生前作出明确诊断，有些甚至可以进行宫内治疗，或者在胎儿出生时或出生后，针对性预防并发症的发生以便后期治疗，因此，对胎儿做出早期诊断非常必要。曾生育过严重缺陷儿的孕妇，多次发生自然流产、死胎、死产的孕妇，孕早期接触过致畸因子、羊水过多或过少的孕妇，均应进行宫内诊断。产前诊断出生缺陷的方法主要有羊膜腔穿刺术、绒毛膜活组织检查、胎儿镜检查、B超检查、羊膜腔造影检查和脐带穿刺等。

三、出生缺陷与哪些因素有关

（一）遗传因素

遗传因素主要指亲代的某些遗传性疾病或不良的遗传素质。遗传因素引起的出生缺陷包括染色体畸变和基因突变造成的疾病。

1. 染色体畸变

染色体畸变包括数目和结构的异常，有染色体畸变的个体常出现智力发育不全和不育。染色体数目减少可引起先天畸形。染色体数目增多引起的畸形多见于三体型，如 21 号染色体三体、18 号染色体三体、13 号染色体三体等，性染色体三体可引起先天性睾丸发育不全综合征。染色体的结构畸变也可引起畸形，如 5 号染色体短臂末端断裂缺失可引起猫叫综合征。

2. 基因突变

基因突变导致的疾病称为基因病，包括单基因遗传病、多基因遗传病和线粒体遗传病等。单基因遗传病多是由于继承了亲代的不良遗传基因，少数为新发基因突变。显性遗传病多表现为骨骼系统畸形，如马蹄足内翻、软骨发育不全、成骨发育不全等。隐性遗传病多表现为先天性代谢异常，如白化病、苯丙酮尿症、半乳糖血症，也表现为小头畸形。多基因遗传病的发生是遗传因素和环境因素共同作用的结果，增加了个体出生缺陷的危险性，如高血压、糖尿病、先天性心脏病等。线粒体基因突变导致线粒体遗传病，如线粒体心肌病、药物性耳聋、帕金森病等。

（二）环境因素

可能引发出生缺陷的环境因素包括物理因素、化学因素、生物因素和营养因素等。

1. 物理因素

（1）核辐射：接触一定量核辐射可导致胎儿、婴儿出现小头症、神经系统发育迟缓和身体发育减慢等。

（2）极低频电磁场：日常生活中使用的 60 Hz 左右交流电产生的电磁场为极低频电磁场。动物实验证实，极低频电磁场可损伤子代生殖系统并影响生育能力。孕妇经常使用电热毯或热水床可导致胎儿宫内发育迟缓或自然流产。

（3）医源性放射线：是指用于临床检查、诊断和治疗用的 X 线、镭和放射性同位素。胎儿对医源性放射线极为敏感，可导致多种出生缺陷，如小头症、神经系统发育迟缓、小眼球症、白内障、泌尿生殖系统及骨骼畸形等。另外，普遍认为孕期用于诊断的 B 超检查照射时间应少于 30 分钟。电脑操作人员的早产发生率略高，因此不主张孕妇长时间进行电脑操作。

（4）噪声：研究发现，当噪声达 85 dB 时，胎儿听觉损伤；达 100 dB 时，子代智力低下。孕妇长期被噪声包围可致死产或低体重儿发生。

（5）高热：高温可致流产、死胎、智力低下。因此孕妇禁止蒸气浴，热水浴水温应控制在 40 ℃，预防流感造成高热。

2. 化学因素

（1）铅：铅不是人体必需的微量元素，而是一种工业毒物。在日常生活中，来自建筑油漆、汽车尾气和化妆品中的铅，被孕妇过量吸收后可引起各种出生缺陷、流产或死产。因工作需要常常接触印刷、电焊、冶炼、蓄电池的孕妇可能接触过量铅。许多研究证实，铅可在人体内长期蓄积，且可通过胎盘屏障进入胎儿体内。胚胎期和胎儿期接触高水平铅可导致自然流产、先天畸形、神经系统发育不全或低出生体重等。

（2）甲基汞：甲基汞是人类致畸物质之一，存在于某些农药及化肥中。有孕妇因食用甲基汞污染的鱼、贝类海产品引起婴儿患先天性水俣病，出现严重精神迟钝、共济失调，以及生长发育不良、肌肉萎缩、发作性癫痫、斜视等甲基汞中毒特征。

（3）吸烟：香烟烟雾中约含有多种有害成分，尤其是一氧化碳易通过胎盘进入胎儿血液，形成碳氧血红蛋白，减少了血液携氧灌注而使胎儿发育受损。吸烟造成的常见危害有自然流产、宫内生长迟缓、围生儿死亡等。吸烟孕妇畸形儿的发生率是对照组的 2.3 倍，多为先天性心脏病、多肋和腭裂等。吸二手烟对孕妇一样有危害。

(4) 饮酒：乙醇是常见的致畸物质之一，它能自由通过胎盘对胎儿造成危害。慢性酒精中毒的孕妇所生婴儿有酒精综合征的症状：小头症、心脏瓣膜病、小眼球症、眼睑裂短小、眼睑下垂、腹裂、外阴畸形、四肢运动障碍、生长迟缓和智力低下等。若孕妇每天饮酒量超过 80 mL，50% ～ 70% 的胎儿可发生以上畸形。

(5) 咖啡因：咖啡因可导致各种胎儿畸形，也可引起低出生体重儿和流产。因此，孕期每天咖啡饮用量不应超过 2 杯，应少饮可乐型饮料，不饮浓茶。

(6) 药物。目前已确定的能引起人类畸形的药物有如下几种。①抗生素：胎盘不能有效阻止抗生素进入胎儿体内，四环素可使婴儿出现四环素牙（棕黄色齿和牙釉质不发育）、先天性白内障、骨发育异常等；氯霉素可致灰婴综合征；氨基糖苷类抗生素可使胎儿听觉障碍和肾功能受损；青霉素类、头孢类抗生素相对安全。②激素类：雄激素和雌激素可分别引起女胎男性化和男胎女性化，孕早期妇女服用大量糖皮质激素可引起死产、早产、胎儿畸形或生长发育迟缓。服用避孕药的妇女应在停药后半年再尝试妊娠。③其他：孕早期，抗肿瘤药物可通过阻止细胞 DNA、RNA、蛋白质合成抑制细胞分裂而致胎儿器官缺陷。镇静剂（如巴比妥类、地西泮、氯氮䓬等）及治疗甲状腺功能亢进症和糖尿病等的某些药物也可致胎儿畸形。

(7) 其他：孕妇在妊娠期大量接触汽油、二甲苯、苯、甲苯、甲醇、二氧化硫、二硫化碳、二氯二苯三氯乙烷等，也可致胎儿畸形。

3. 生物因素

生物因素包括各种致病微生物的感染，如风疹病毒、巨细胞病毒、弓形虫、梅毒螺旋体、淋病奈瑟球菌等感染。

4. 营养因素

孕期妈妈的营养状态对胎儿的正常发育极为重要，孕妇营养缺乏或营养失调可能会造成胎儿生长停滞及出生缺陷。

（1）热量与蛋白质：孕妇每天足够的热量和蛋白质的摄入是保证胎儿大脑发育的重要元素，若摄入不足或体内必需氨基酸不平衡将影响胎儿脑发育。妊娠30周后胎儿的大脑处于发育最高速阶段，蛋白质和热量摄取不足可使胎儿脑细胞数量降低、脑重量减轻，导致小头或智力低下的缺陷。平时孕妇需注意蛋类、瘦肉、豆类等优质蛋白的摄入。

（2）无机盐和微量元素：妊娠期锌缺乏可导致子代先天畸形。若锌与维生素A共同缺乏，可增加畸形儿的发生率。

（3）维生素。①维生素A：孕妇维生素A缺乏或过多均可导致出生缺陷。维生素A缺乏易发生小头畸形、智力低下；过多可发生双侧输尿管畸形和肾积水等。②叶酸：叶酸缺乏可影响胚胎的正常发育。孕妇缺乏叶酸可致死胎、流产、脑发育异常。科学研究证明妊娠前12周始至妊娠12周内每天补充适量叶酸，对预防神经管缺陷有较好的作用。

（三）遗传因素与环境因素在导致畸形中的相互作用

在出生缺陷的发生过程中，遗传因素与环境因素的相互作用是非常明显的，这不仅表现在环境致畸剂通过引起染色体畸变和基因突变而导致先天畸形，而且更表现在胚胎的遗传特性，即基因型决定和影响胚胎对致畸剂的易感程度。例如，出生前或怀孕前一个或多个基因与环境因素之间发生交互作用：妊娠期吸烟会使控制生长因子的基因变异，明显增加唇裂、腭裂婴儿的危险；妊娠期饮酒，并以某种取决于基因的方式代谢乙醇的妇女，出现胎儿酒精综合征的危险性增加。在遗传因素与环境因素相互作用引起的先天畸形中，衡量遗传因素所起作用大小的指标称遗传率。某种畸形的遗传率越高，说明遗传因素在该畸形发生中的作用越大。

出生缺陷是由于遗传因素、环境因素或两种因素相互作用，使胚胎生长发育过程异常，胎儿出现先天性畸形或生理功能障碍。其中，遗传因素约占20%，环境因素约占10%，遗传与环境因素相互作用约占70%。各种有害因素对胎儿的影响贯穿整个孕期，某些因素甚至在孕前就已埋下祸根，但是最容易发生出生缺陷的时期为早孕期，即怀孕的前 3 个月。早孕期受到有害因素的影响，可致胎儿发生各种出生缺陷；孕中、晚期受有害因素的影响，主要发生功能方面的出生缺陷。

四、出生缺陷干预

（一）出生缺陷干预的定义

出生缺陷干预是指通过宣传教育、咨询指导、政策支持、技术手段等多种方式，防止和减少出生缺陷的发生或减轻出生缺陷的危害。

（二）出生缺陷干预的意义

出生缺陷逐渐成为婴儿死亡的主要原因，也是儿童残疾的重要原因。出生缺陷不但严重影响儿童的生命和生活质量，给家庭带来沉重的精神和经济负担，而且也是导致我国人口潜在寿命损失的重要原因。

出生缺陷干预工程是提高出生人口素质的一个重要举措，是优生优育的主要内容。它不仅是满足育龄妇女生一个健康孩子的需要，也是国家和民族发展的需要。出生缺陷干预针对出生缺陷的发生机制，为预防出生缺陷提供一种积极、有效的预防体系和防治手段，对妇女在孕前、孕中、产后采取各种有效措施，尽最大可能地去除各个环节中出现的不良因素，降低出生缺陷的发生率。

出生缺陷干预可以提高人口素质，减轻社会医疗保障和健康投资的负担。出生缺陷干预不仅对出生人口素质提高，而且对未来人口的健康，包括儿童、成年人、老年人的健康都会产生重要的影响。研究表明，早期损害是影响成年人慢性疾病发生的重要因素之一，低出生体重儿童包括胎儿发育期在内的生命早期的营养不良和健康潜能低下，与中老年所患的慢性病（如高血压、冠心病、糖尿病）有关。

开展出生缺陷干预工作，事关千家万户的幸福，事关国家和民族的未来，意义重大。

（三）出生缺陷的三级预防

为减少出生缺陷发生，降低出生缺陷危害，世界卫生组织提出了出生缺陷三级预防策略。三级预防是对疾病发生的各环节全方位地采取措施并有效预防疾病的体系。因此，每级预防的区别在于发病阶段的特征不同、采取的措施不同。其中，出生缺陷的一级预防由于投入小、产出大，正在成为世界上大多数国家预防出生缺陷的主要方法。

1. 一级预防

一级预防是指通过健康教育、选择最佳生育年龄、遗传咨询、孕前保健、合理营养、避免接触放射线和有毒有害物质、预防感染、谨慎用药、戒烟戒酒等孕前阶段综合干预，减少出生缺陷的发生。具体内容：①婚前基因筛查和咨询是预防的重要环节；②对育龄妇女在孕前和孕期进行合理营养、预防感染、谨慎用药等方面知识的教育、宣传，并针对不同人群实施补充叶酸和食盐加碘等，以降低神经管缺陷和其他可能的出生缺陷的发生率；③鼓励妇女在合适的年龄生育，以减少因染色体遗传导致的出生缺陷风险；④避免怀孕期间接触能够诱导有机体突变的物质和致畸剂，如辐射、风疹、乙醇、烟草、药物等；⑤早期发现和治疗糖尿病等疾病。

2. 二级预防

二级预防是指通过孕期筛查和产前诊断识别胎儿的严重先天缺陷，早期发现，早期干预，减少缺陷儿的出生。同时对已确诊的畸形胎儿，动员孕妇及其家属做选择性终止妊娠手术。其产前筛查或产前诊断对象：①夫妇双方或家族成员患有某些遗传性疾病或先天性畸形者；②曾生育遗传病患儿、不明原因智力低下或先天畸形儿的夫妇；③不明原因反复流产或有死胎死产等情况的夫妇；④35岁以上准备怀孕的妇女；⑤长期接触高危环境因素的夫妇；

⑥产前筛查高风险孕妇。

在二级预防中常用的产前筛查和诊断技术有 B 超诊断、细胞遗传学检查（绒毛、羊水、胎儿脐血细胞染色体、基因分析）等方法。通过遗传咨询、产前筛查、产前诊断工作，可实施的项目有 B 超、母血生化检查、羊水穿刺、脐血染色体等检测，可发现唐氏综合征、神经管缺陷、18 三体综合征及其他畸形。各种技术的应用对减少出生缺陷儿的出生起了很大作用。

3. 三级预防

三级预防是指对新生儿疾病的早期筛查、早期诊断、及时治疗，预防出生缺陷儿的严重致残和死亡，避免或减轻致残，提高患儿生活质量。开展新生儿先天性疾病筛查，对新生儿甲状腺功能减退症、苯丙酮尿症、葡萄糖 -6- 磷酸脱氢酶缺乏症、先天性听力异常等疾病可以做到早期发现、早期干预，能够治愈或降低残疾严重程度，从而有效降低新生儿死亡。即做到早发现、早治疗、早康复，减少残疾儿的发生和死亡，最终提高出生人口素质。

五、什么是遗传病

（一）遗传

遗传是非常奇妙的事情，常常在无声无息中发生。俗话说"种瓜得瓜，种豆得豆"，同一物种世代相传，这就是遗传。什么样的父母就会生出什么样的孩子，如孩子的容貌、肤色、体型、各种生理功能，以及对疾病的抵抗力等特征与父母相似，部分像爸爸，部分像妈妈。有些又与祖父母、外祖父母相似，这种现象也是遗传。要想生育优良的后代必须有优良的双亲。同样，如果一些父母有一些遗传性疾病的话，遗传病也会通过染色体传给胎儿，让遗传病和宝宝与生俱来。遗传是优生的基础，患有遗传病就无法说是优生，要想做好优生就要积极地预防遗传病，想办法尽量别让一些疾病传给自己的宝宝。要避免遗传病的发生，首先应禁止近亲结婚。因为同一家族携带相同致病基因的概率相当高，后代患病的概率也比非近亲结婚产生的后代高数倍，禁止近亲结婚可以大幅度降低后代患病的可能。提倡远血亲婚配，不仅可以减少遗传病的发生，同时能将双亲更多优良的基因传递给自己的宝宝，提高宝宝的质量。

（二）遗传病

遗传病是指由遗传物质（基因）发生改变而引起的或者是由致病基因所控制的疾病。可完全或部分由遗传因素决定的疾病，主要包括染色体病和基因病。基因病又分单基因病和多基因病，是由于基因的增加、缺失等异常所致。已发现的遗传病有 8 000 多种，如唇腭裂、多指（趾）、并指（趾）、珠蛋白生成障碍性贫血、血友病、白化病、苯丙酮尿症、先天性耳聋等。目前，大部分遗传病还无法通过现有临床检测技术发现致病基因，因此遗传病还无法根治。可能一出生就会生病，也可能是在几年、甚至是几十年之后才会发病。值得注意的是，父母都没病，生的孩子就不会有遗传病，这种说法是不对的。

（三）遗传病的分类

遗传病的主要特征是遗传物质发生改变。简单来讲，凡是基因异常引起的疾病都可以称为遗传病，因此遗传病的数目是数不胜数的。一般将遗传病大致分为以下几种。

1.染色体遗传病

染色体遗传病是指遗传物质的改变在染色体水平上可见的疾病。但是，染色体在 DNA 复制和重组的过程中，也可能会出错，有时是整条染色体的缺失和增多，有时是局部的错误，如部分缺失。因此，染色体病包括染色体数目改变和染色体结构变异。

（1）染色体数目改变：常见的常染色体病包括唐氏综合征、13 三体综合征、18三体综合征等。常见的性染色体病有特纳综合征、精曲小管发育不全等。

（2）染色体结构变异：由于染色体病累及的基因数目较多，有致死性、致愚性、致残性，如猫叫综合征。

目前，染色体遗传病尚无有效治疗手段，只能通过产前诊断、遗传咨询等预防措施，来指导控制染色体病患儿的出生。凡高龄孕妇、有反复自然流产史或有过染色体病患儿的孕妇均应进行产前诊断，确定胎儿是否有染色体异常。

2. 单基因遗传病

单基因遗传病是指由 1 对等位基因异常引起的疾病。而基因位于染色体上，染色体分为常染色体和性染色体，基因也有显性基因与隐性基因的区分，因此位于不同染色体上的致病基因，其遗传方式是不同的。所以，单基因遗传病又可分出常染色体显性遗传病、常染色体隐性遗传病、X 连锁显性遗传病、X 连锁隐性遗传病、Y 连锁遗传病。

（1）常染色体显性遗传病：致病基因在常染色体上，遗传方式为显性，如软骨发育不全、并指、多指。只要体内有一个致病基因存在，就会发病。此病与性别无关，男女发病的机会均等。在一个患者的家族中，可以连续几代出现此病患者。无病的子女与正常人结婚，其后代一般不再有此病。

（2）常染色体隐性遗传病：致病基因在常染色体上，遗传方式为隐性，如白化病、苯丙酮尿症、先天性聋哑、镰刀型细胞贫血症。aa 同时存在（纯合体），才会发病。其父母不一定发病，但都是致病基因的携带者（杂合体）。患者的兄弟姐妹中，约有 1/4 的人患病，男女发病的机会均等。家族中不出现连续几代遗传。近亲结婚时，子代的发病率明显升高。

（3）X 连锁显性遗传病：致病基因在 X 染色体上，遗传方式为显性，如抗维生素 D 佝偻病、遗传性慢性肾炎。

（4）X 连锁隐性遗传病：致病基因在 X 染色体上，遗传方式为隐性，如进行性肌营养不良、红绿色盲、血友病。

（5）Y连锁遗传病：致病基因在Y染色体上，全部表现为男性遗传，父传子、子传孙，又称全男性遗传，如外耳道多毛征。

对于单基因遗传病最好的诊断方法就是通过基因检测，找到致病基因，然后再通过基因解码分析，为有效的治疗或者预防提供可能。

3. 多基因遗传病

多基因遗传病是指由于多个基因异常导致的疾病，如唇裂、无脑儿、原发性高血压、青少年型糖尿病。其遗传方式不同于单基因病，没有明显的显性或隐性之分，具有累加效应，也受环境因素的影响，比如生活中常见的糖尿病、冠心病、高血压等。而通过基因检测可以知道引起这些疾病的原因，基于其发病机制的基因解码分析可以指导我们调整用药方案，补充有效的营养元素，从而达到健康的个性化的精准有效的呵护。

4. 线粒体遗传病

线粒体遗传病是指线粒体基因或其调控的D环突变所导致的疾病。这类疾病通过来自母体的线粒体传递，故呈母系遗传。线粒体中DNA位于细胞质中，所以属于细胞质遗传。此类疾病也属于单基因病，但是线粒体遗传病和位于细胞核染色体上的单基因病遗传规律并不相同。

5. 体细胞遗传病

体细胞遗传病是指体细胞中遗传物质改变所导致的疾病。该类疾病一般并不向后代传递，包括恶性肿瘤、自身免疫缺陷病、衰老等。

六、遗传病的特点

（一）家族聚集性

家族聚集性即家族中有多个成员患病，或一对夫妇反复生育患同种病的孩子，从而呈现家族聚集现象。如亨廷顿舞蹈症，常表现为亲代与子代间代代相传。但并非所有的遗传病均表现为家族性，如白化病在家系中很可能仅仅是偶发的，患儿父母均为正常。反过来，家族性疾病可能是遗传的，如亨廷顿舞蹈症，但不是所有的家族性疾病均是遗传的。如夜盲症（即当光线比较弱时，视力极度低下的一种疾病）是由于饮食中长期缺乏维生素 A 导致的，若同一家庭饮食中长期缺乏维生素 A，则这个家庭中的若干成员就有可能出现夜盲症。这一类家族性疾病是由于共同环境条件的影响，而不是出自遗传原因，若在饮食中补充适量的维生素 A 后，全家病员的病情均可以得到改善。因此，由于维生素 A 缺乏所引起的夜盲症，尽管表现有家族性，但它不是遗传病。

（二）垂直传递性

一般来讲，遗传病与营养性疾病、传染性疾病不同，它不延伸至无亲缘关系的个体。也就是说，若某些疾病是由于环境因素致病，在群体中应该按"水平方式"出现；若是遗传性的，一般则以"垂直方式"出现，不延伸至无亲缘关系的个体，这在显性遗传方式的疾病中尤其突出。在有血缘的亲属中自上代往下代传递，无血缘的家族成员受影响。血缘亲属之间不能横向传递，如哥哥不能传给弟弟。

患者在亲祖代与子孙中是以一定数量比例出现的，即患者与正常成员间有一定的数量关系，通过这种特定的数量关系，可以了解疾病的遗传特点与发病规律，并预期再发风险等。

（三）先天性

很多遗传病的致病基因在出生前即已表达，因此婴儿出生时已患病，表现为先天性。但也有一些遗传病是在出生后一段时间才发病，不表现为先天性。

遗传病往往有先天性的特点，先天性就是生来就有的特性。例如，白化病是一种常染色体隐性遗传病，婴儿刚出生时就会表现有"白化"症状，但并非所有的遗传病均是先天性的，如亨廷顿舞蹈症虽是一种典型的常染色体显性遗传病，但它往往在 35 岁之后才发病。反过来，先天性疾病也有两种可能性，即有些先天性疾病是遗传性的，如白化病；有些则是获得性的，如妇女妊娠时因风疹病毒感染造成胎儿患有先天性心脏病。患儿虽然出生时就有心脏病，但按传统概念来讲它是不遗传的。

（四）终身性

一方面，大多数遗传病目前没有有效的治疗手段，一旦发生，很难彻底纠正或根治；另一方面，患者的致病变异终身携带，虽然少数遗传病的患者可通过饮食控制、内外科治疗技术及基因治疗技术等手段在一定程度上改善甚至完全纠正临床症状，但其致病基因仍保持终身，并可通过生殖传给子女。

七、遗传病的预防

（一）禁止近亲结婚

近亲结婚是指直系血亲和三代以内旁系血亲者（如姨表、姑舅亲等）互相婚配。

事实证明，近亲结婚并非"亲上加亲"，而是"错上加错"。近亲结婚可造成后代死亡率较高、素质差等结果，常出现智力障碍、畸形、多病、夭折和遗传病。

据统计，近亲结婚的新生儿死亡率是非近亲结婚新生儿死亡率的 3 倍以上；近亲结婚还是遗传病繁殖的土壤，其遗传病的发病率比非近亲结婚遗传病发病率高 150 倍。

为了家庭的幸福、下一代的聪明健康、国家的繁荣和民族的兴旺，年轻人万万不可感情用事，要充分认识近亲结婚的危害，以科学的观念选择配偶，一定要避免近亲结婚。

（二）遗传筛查

遗传筛查是指在人群中对某种特定的基因型进行普查。遗传筛查的对象包括群体所有成员。通过筛查可以及早发现遗传病患者或致病基因携带者，并尽早采取相应措施，进而达到控制疾病的目的。进行遗传筛查的病种必须满足：①已明确的遗传病；②有较高的发病率和危害性；③疾病早期缺乏特异症状和体征；④及时发现后通过治疗可以获得一定疗效的病种；⑤具有可靠、价廉并适于较大规模进行的筛查方法。遗传筛查包括产前筛查、新生儿筛查、携带者筛查及症状前筛查。

1. 产前筛查

产前筛查是指对妊娠 7～20 周的孕妇进行筛查，从而发现高风险胎儿的一种筛查方法。筛查出的高风险孕妇必须再通过其他诊断方法检查做出最后的诊断。目前采用的检测方法是通过测定孕妇的血清标记物，结合遗传学超声检查，对唐氏综合征、18 三体综合征、开放性神经管缺损等进行风险评估。

2. 新生儿筛查

新生儿筛查是指对新生儿某些遗传性疾病或先天畸形进行症状前筛查。我国已将新生儿筛查列入优生的常规检查，列入筛查的疾病有苯丙酮尿症、半乳糖血症、先天性甲状腺功能减退、葡萄糖 -6- 磷酸脱氢酶缺乏症等。新生儿标本一般采取足跟血，制成干血片进行筛查。目前常用的新生儿筛查技术有 Guthrie 细菌抑制法筛查苯丙酮尿症、噬菌体抗性检测法筛查半乳糖血症、促甲状腺激素与甲状腺素联合检测法筛查先天性甲状腺功能减退、酶活性测定法筛查葡萄糖 -6- 磷酸脱氢酶缺乏症等。

3. 携带者筛查

携带者筛查是指当某群体某遗传病高发病率时，对群体正常成员进行的有关携带者的检测。通过携带者筛查将携带者检出，进而对其生育患病后代的风险进行评估，再辅以婚育指导，从而降低疾病的发生率，因此携带者筛查对遗传病的预防具有积极意义。携带者检测方法如下。

（1）基因水平检测：基因水平检测可以直接检测出致病基因。本方法适用于常染色体隐性遗传病、X连锁隐性遗传病的杂合子检测，也适用于常染色体显性遗传病的晚发型病例，如血友病的女性杂合子检测等。

（2）蛋白质水平检测：本方法适用于常染色体隐性遗传病的杂合体检测。其原理是根据基因的剂量效应，即杂合体基因产物的剂量介于隐性纯合体和正常个体之间来进行检测。

（3）细胞水平检测：细胞水平检测包括染色体检查、组织学检查。

（4）临床水平检测：临床观察可以提供线索。例如，白化病杂合子的眼底可呈虎斑镶嵌色素沉着。

4. 症状前筛查

症状前筛查是一种预测性遗传筛查，是在症状出现前对迟发型遗传病进行筛查，做出预测性诊断。这是近年来新出现的筛查项目，它可以直接检测突变的等位基因，在症状出现以前确定有发病风险的携带者，以便及时进行预防性治疗，防止或降低可能发生的严重临床后果。目前已开展的症状前筛查疾病包括成人多囊肾、遗传性乳腺癌、老年性痴呆等。

虽然目前的医疗水平还不能根治遗传病，但遗传病是可以预防的。通过婚前检查、遗传咨询、致病基因携带者检查、婚姻和生育的指导、产前诊断、选择性流产、遗传病的登记和随访、遗传保健等措施，可以防止某些遗传病在家族中再次发生。

八、遗传咨询

（一）遗传咨询的概念

遗传咨询是指咨询医师和咨询者就某遗传病在该家系发生的病因、方式、预后、再发风险、防治等问题进行一系列解答、讨论和商谈，最后由患者或其家属做出恰当的决定，在咨询医师的协助下付诸实施，以达到最佳的防治效果，避免生出患儿或再生同样患儿的过程。因此，遗传咨询既有遗传方式、系谱分析、再发风险等遗传学方面的内容，也有诊断、预后、防治等医学的内容，只有两者配合，才能达到预期的效果。遗传咨询的目的是有效地应用现代医学技术降低人群中遗传病的发生率，减少家庭和社会的压力和负担，不断提高人口的素质。

（二）遗传咨询的步骤

在遗传咨询过程中，咨询医师起主导作用，而对咨询者来说，则是一个解疑求助的过程，遗传咨询需要反复商谈和讨论，一般包括 5 个步骤。

1. 获取信息

详细了解患者的病史、家族史、症状和体征，认真填写遗传咨询病历，并对家系进行系谱调查。

2. 明确诊断

根据获取的系谱调查信息，进行系谱分析，从而判断疾病是否为遗传病；如果是遗传病，进一步判断是单基因病、多基因病，还是染色体病；如果是单基因病，进一步判断是常染色体遗传、X 连锁遗传，还是 Y 连锁遗传病，是显性遗传还是隐性遗传病。患者的临床症状和体征将为我们提供非常有用的诊断的信息，可以初步判断该患者是哪类遗传病，同时也可以排除不是哪类遗传病。根据患者进一步的辅助性检查和实验室检查，如染色体检查、生化与基因分析、皮纹检查等，尽力作出明确诊断。

3. 评估再发风险

咨询者最关心的问题还是未来再生育的发病风险，在分析系谱、明确诊断、确定遗传方式后，可以做出风险评估。

4. 提出对策和措施

诊断和风险一旦被确定，就要对咨询者提出可以采取的对策和措施，如产前诊断、冒险再次生育、不再生育、人工授精等，并陈述这些对策的优劣，让咨询者做出选择。

5. 随访和扩大咨询

为了明确咨询者提供信息的可靠性，观察遗传咨询的效果和总结经验教训，有时需要对咨询者进行随访，以便改进工作。如果从全社会或本地区降低遗传病发病率的目标出发，咨询医师还应了解患者家属的患病情况，尤其是查明家属中的携带者，这样可以扩大预防效果。

（三）遗传咨询的原则

遗传咨询是帮助咨询者就某些问题做出理智的、符合自身最佳利益的决定。遗传咨询服务不仅关系到患者本人，也涉及其他亲属，可能引起一系列伦理学问题。因此，遗传咨询必须遵循下列原则。

1. 公平的原则

对咨询者要公平对待，不应该因性别、经济能力等不同而有所差别。

2. 自愿的原则

咨询者对遗传信息必须知情，他们有权利就关于自己的问题做出决定，应该尊重咨询者自己的意愿。

3. 教育咨询者的原则

对咨询者进行教育是遗传咨询的重要特征，向咨询者提供关于遗传病病因、如何诊断、如何预防和如何治疗等信息。对咨询者来说，遗传咨询就是一个解疑求助的简短的教育过程。

4. 非指导性的原则

咨询医师必须没有偏好地向咨询者陈述信息，不能有任何鼓励采取某种措施的目的。坚持非指导性的原则是遗传咨询最基本的特征。

5. 心理、情感的原则

咨询医师在咨询过程中亲切、热情、具有同情心，耐心地从心理上给予开导，帮助患者减轻痛苦和精神上的压力。

6. 保护隐私的原则

咨询医师要对咨询者的遗传信息保密，保证这些信息的安全，避免当事人在婚育、就业、保险等方面受到不公正的待遇。

7. 伦理、道德的原则

对做出产前诊断的胎儿是否终止妊娠，是人类面临的难以权衡利弊的难题。从伦理、道德标准来讲，产前诊断应该可对严重影响个体生存质量、缺乏有效的治疗方法、给个体及家庭带来巨大痛苦和经济负担的疾病进行诊断，并做出正确处理。

（四）遗传咨询的注意事项

（1）认真填写病历并妥善保存，备后续咨询用。

（2）对患者和部分重要亲属要进行严格体检（包括染色体检查、生化检测及基因分析），在判定是否为遗传病或是哪种遗传病时应注意考虑遗传病的发病年龄、环境因素对遗传病的影响、新发突变以及患者是否有意隐瞒病史等，以期获得正确的诊断。

（3）与求咨者商讨对策，包括提出避孕、人工流产、人工授精、产前诊断等措施时，应特别强调咨询医师只提出可供求咨者选择的若干方案，在客观陈述各种方案的优缺点的基础上，让求咨者本人作出抉择，医师不可代替求咨者作出决定。

九、遗传咨询的对象

（1）准备结婚并生育的青年应接受婚前检查和咨询。

（2）35岁以上的高龄孕妇：由于染色体不分离机会增加，胎儿染色体畸变率增高，再发生概率加大。

（3）患有遗传病或先天性畸形的家庭成员或夫妇。

（4）已生育过有先天出生缺陷儿或遗传病儿的夫妇。

（5）已确定或可能为遗传病基因携带者。

（6）具有染色体平衡易位或倒位等的携带者。

（7）先天性智能低下患者及其血缘亲属。

（8）具有致畸物质或放射性物质接触史及病毒感染史的夫妇。

（9）具有三代内近亲婚配史的夫妇。

（10）生育过母儿血型不合引起胆红素脑病患儿的夫妇。

（11）具有不明原因的不孕、反复流产、早死产及死胎等的夫妇等。

十、夫妇均无遗传病家族史，也有可能生育遗传病患儿

遗传病的种类很多，其遗传方式也不同，有的病可代代相传；有的病则隔一代甚至隔几代相传；有的病却是新发生的，之前在家族中没有发现类似的患者。例如，年龄超过 35 岁的女性，容易生育唐氏综合征患儿；父母长期接触有毒有害环境遗物质，可能导致其染色体畸变或基因突变，而生育遗传病患儿。所以，虽然夫妻双方家族均无遗传病患者，也有可能生育遗传病患儿。

比如常染色体隐性遗传病，这类遗传病必须从父母那里获得一对相同的致病基因才会发病；而表型正常的人群中，有些人可能携带某些隐性遗传病的基因，因为体内只有单个致病基因，其本身不表现出疾病的症状，被称为隐性遗传病携带者。夫妻双方和父母兄妹可能都带有致病基因但不发病，在这种情况下如果结合的夫妻二人都携带有致病基因，那这一对夫妻的后代就有 25% 的概率患病。

实际上隐性遗传病大多不是家族性发病，而是散发的，所以即使是看似"没问题"的夫妻，也要小心胎儿是否会存在遗传病的问题。

大多数单基因遗传病患儿是由表型正常、无家族史的父母所生。研究表明，平均每个人携带有 2.8 个隐性致病变异，若夫妇二人同时携带同一基因的致病位点变异，即所谓"基因不合 / 基因撞车"，其后代则有罹患单基因遗传病的风险。因此，建议夫妻双方在备孕期和 / 或孕早期于遗传门诊进行单基因遗传病扩展性携带者筛查，从而了解自身变异携带情况，评估生育风险，施行出生缺陷一级预防，科学指导生育。

十一、先天性疾病不等于遗传病

（一）先天性疾病

先天性疾病是指人在出生时就已表现出来的疾病。从遗传学角度看，先天和后天应以受精卵形成为分界，即凡是受精卵中已存在的就是先天的，凡是受精卵形成后才获得的，则是后天的。例如，怀孕的前 3 个月由于妈妈感染风疹病毒、巨细胞病毒、弓形虫或接触致畸物质而引起的胎儿先天性心脏病、先天性白内障等各种先天畸形或出生缺陷。该类疾病虽然是先天的，但是是由于环境因素所造成的，而不是遗传物质改变引起的，这类疾病不会传给后代，所以不是遗传病。

（二）遗传病

遗传病是指由于体内遗传物质的改变或缺陷而引起的疾病，可分为单基因遗传病、多基因遗传病和染色体病。一般具有以下特点：某类疾病在患者家族中的发病率比一般人群高，不一定代代相传。近亲结婚时，遗传病的发病率更高。遗传病基本上都是不治之症。有些遗传病必须到一定年龄后或受到某种因素的诱发才表现出来。如葡萄糖 -6- 磷酸脱氢酶缺乏症患者平时无症状，只有吃蚕豆或某些药物后才会出现血红蛋白尿、黄疸、贫血等症状。

（三）先天性疾病与遗传病的关系

人们往往把先天性疾病都认为是遗传病，其实这是两个完全不同的概念，二者既相关又有所区别（图 1-1，表 1-1）。

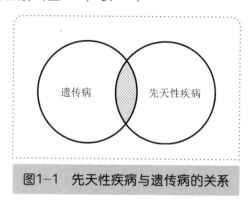

图1-1　先天性疾病与遗传病的关系

表1-1　先天性疾病与遗传病的区别

疾病分类	先天性疾病	遗传病
病因	遗传物质或孕期环境影响	父母的遗传物质决定
发病时间	一出生就有	出生或以后任何时间
检测手段	产前检查、出生筛查	孕前检查、产前检查（如羊水穿刺）
疾病举例	先天性心脏病、神经管缺损、肢体异常	血友病、苯丙酮尿症、珠蛋白生成障碍性贫血
危险因素	叶酸缺乏、孕期饮酒、糖尿病、高龄产妇（35岁以上）、接触某些药物、化学物质	遗传病基因携带
心脏疾病为例	孕期因为外界因素干扰，导致胎儿染色体变异，出生时检查有心脏疾病	父母一方，本身染色体异常，有心脏病史或还未发病，导致胎儿患心脏病

先天性疾病是在胎儿期得的，也就是胎儿在子宫内的生长发育过程中，

受到外界或内在不良因素作用，致使胎儿发育异常，出生时已经有表现或有迹象的疾病。如风疹病毒感染引起的畸形、先天性髋关节脱位等。

遗传病是指父母的精子或卵子发育异常，而导致胎儿发生器质性或功能性的不正常。这种病可以出生后就表现出来，也可以生后长到一定年龄时才表现出来。如精神疾病是可以遗传的，多数到青春期才开始发病。

遗传病与先天性疾病的区别在于病因不同。先天性疾病涉及环境因素和遗传因素，而遗传病仅涉及遗传因素。先天性疾病有先天性和终生性的特点，遗传病通常有先天性、终生性、家族性的特点。先天性疾病可以避免，但是遗传性疾病没有办法避免。注意在日常生活中改变环境因素和生活习惯，预防多基因遗传病的发作。

十二、家族性疾病不等于遗传病

家族性疾病一般是家族聚集现象的疾病，一个家族中多个成员患有同一种疾病，医学上称之为家族史。在遗传病中显性遗传病往往表现出明显的家族性倾向，如多指（趾）、多发性结肠息肉、多囊肾、血友病等。家族性疾病不一定是遗传病，如缺碘引起的甲状腺肿是一种有家族性、地方性但不是遗传病的疾病。遗传病有时也看不到家族的聚集性，如常染色体隐性遗传病白化病。家族性疾病除了遗传因素外，还可能是因为共同生活环境、饮食等原因引起的疾病，如一个家庭的多个成员可能因饮食中缺乏维生素 A 而患夜盲症，或者碘缺乏引起的甲状腺功能减退、肝病等，但是这些疾病一般不会遗传。因此，许多家族性疾病并不等同于遗传病，笼统地将家族性疾病归于遗传病范畴是错误的。二者的关系见图 1-2。

对于存在家族性疾病的家庭，要改善居住环境，保持居住环境凉爽舒适，避免细菌滋生。日常要保持作息规律，早睡早起，避免劳累，适当地进行体育锻炼，增强自身的抵抗力，促进血液循环，加快新陈代谢。此外，饮食要注意营养均衡，不要暴饮暴食，家里有传染性疾病的，要注意分餐，避免交叉感染，同时也要积极地配合治疗，定期复查或者检查身体。保持愉悦的心情，不要过度紧张和焦虑，如果有不适症状要及时就医检查，在医师的指导下使用药物，不要随意私自用药，以免延误病情。

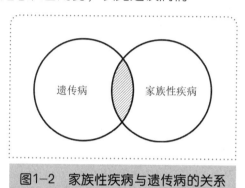

图1-2　家族性疾病与遗传病的关系

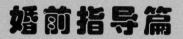

婚前指导篇

十三、婚前检查

（一）婚前检查的含义

婚前检查是指男女双方在办理结婚登记手续之前进行的常规体格检查和生殖器检查，是对男女双方可能患有的、影响结婚和生育的疾病进行的医学检查。婚前检查对防止传染病和遗传病的蔓延，保障婚姻家庭的幸福美满，保障民族后代的健康都有重要意义。

婚前检查的主要目的是及早了解男女双方是否存在不宜结婚或不宜生育的问题，并且给予男女双方婚前卫生指导等。婚前检查不仅可以及时发现并处理在传染期内、发病期内的疾病，及时发现生理缺陷和性功能障碍，还能阻断遗传病发生。

婚前检查不是强制性检查，婚前的男女双方有权自行决定是否进行婚前检查。然而从优生优育的意义上讲，男女双方完善婚前检查是有必要的，所以建议主动进行婚前检查。

（二）婚前检查的时机

婚前检查最好在婚前做，而且最好在领证前 1 ~ 3 个月就去做。这样能给新人们足够的时间去面对可能会发生的不好的情况。如果发现一些潜在的疾病，也能早治疗，早恢复，不影响婚期。

不少青年人在结婚登记前才去做婚前检查，这样做就太迟了。一是结婚前要忙于准备，身体很疲劳，精神又紧张，不宜做全面健康检查；二是一旦检查出患有不宜马上结婚的疾病，需治疗后才能结婚，往往使自己措手不及；三是从优生学的角度不宜婚配的青年男女，会在即将结婚时才发现，从感情上难以接受。因此，婚前检查应该早一些为好。

什么时间为宜，要根据具体情况而定：①双方或一方家族中有遗传疾病的人，在即将确定恋爱关系前应做婚前遗传病咨询，对是否可以婚配，未来的子女遗传病的发生概率如何，请医师指导，以便早做出分手或继续恋爱的决定。②婚前健康检查应在婚前半年左右为宜，发现异常可及时进行治疗或矫正。③结婚前 3 个月应在医院或计划生育技术服务站（室）接受性生活及避孕方法的指导。

（三）婚前检查流程

1. 准备

（1）婚前检查时带上双方户口本、身份证和一寸免冠照片 3 张，还可以带上社保卡，婚前检查虽是免费的，但如果想做一些需要自费的项目可以用社保缴费。

（2）婚前检查时要注意时间，一般婚前检查中心只在周一到周五接待新人，休息日不工作。

（3）领证前 3 个月或领证后 1 个月，可去当地民政局领取免费婚前检查单。

2. 过程

挂号→去婚前检查科分诊室等候→双方出示身份证明，领取婚前检查表→提取尿样→在检验科抽血化验→在放射科做胸透→返回婚前检查科，做一般性体格检查和生殖器检查→体检完后，将婚前检查表交到妇幼保健科，同时听婚前保健课→领取结果。如果婚前检查顺利的话，一天即可领到婚前检查证明。

（四）婚前检查的内容

婚前检查的内容包括询问病史和体格检查两大部分。

1. 询问病史

（1）了解双方是否有共同的血缘关系，双方出示单位"婚姻状况证明"。

（2）了解双方现在和过去的病史和服药史。如有无性病、麻风病、精神病、各种传染病、遗传病、重要脏器疾病、泌尿生殖系统疾病和智力发育情况等。

（3）了解双方个人生活史，询问近期工作和居住生活情况、烟酒嗜好等。

（4）女方月经史和男方遗精情况。

（5）了解双方家族有无先天重度残疾，重点询问与遗传有关的病史。

（6）再婚者，应询问以往婚育史。

2. 体格检查

（1）内科检查：就是全身体格检查，比如身高、体重、血压、心肺听诊等，评估身体健康状况。

（2）生殖器检查：在于发现影响婚育的生殖器疾病。女性做腹部肛门双合诊，注意有无处女膜闭锁、阴道缺如或闭锁、子宫缺如或发育不良、子宫肌瘤、子宫内膜异位症等；查男性生殖器时，注意有无包茎、阴茎硬结、阴茎短小、尿道下裂、隐睾、睾丸过小、精索静脉曲张和鞘膜积液等。

（3）实验室检查：除了血常规、尿常规、胸部X线检查、肝功能和血型外，女性做阴道分泌物检查找滴虫、霉菌，必要时做淋病奈瑟球菌涂片检查；男性做精液常规化验。必要时，还要做智商测定。

3. 必查项目

（1）法定传染病：包括艾滋病、淋病、梅毒、乙型肝炎等，这些疾病可以通过抽血或涂片排查。

（2）较重的精神病：如严重的躁狂症、精神分裂症等，这些疾病可能危害他人生命安全和身体健康，患者的心理问题还会引起很多严重后果。此类疾病需要精神科医师诊断。

（3）生殖系统畸形：此类疾病直接影响生育，其中一些疾病男科和妇科医师可通过肉眼诊断，有些需要用 B 超检查。

（4）先天性遗传疾病：一般通过检查染色体来检测，如白化病、原发性癫痫、软骨发育不良、强直性肌营养不良、遗传性视网膜色素变性等。

（5）血常规及尿常规。

4. 自选项目

新人如果想检查的更全面仔细，可以自选一些婚前检查项目，主要是一些心、肝、脾、肺、肾等脏器的检查。医师会根据双方的实际情况，为他们日后的怀孕等事情做出合理的建议。

（1）肺功能：一般胸部 X 线检查即可。

（2）心功能：一般的心脏病做心电图即可筛查，先天性心脏病可做心脏彩超。

（3）血糖：验血查是否有糖尿病。

（4）血压：验血查血压是否过高或过低。

（5）内脏：做 B 超可查肝、胆、胰、脾、肾是否异常。

（6）血液：抽血查肝功能、肾功能是否正常。

（五）婚前检查的注意事项

（1）婚前检查当天早晨一定不能进食，必须空腹检查。

（2）女性要避开月经期，一般在经期结束 3 天后再去做婚前检查，否则女性的尿液中含有大量红细胞，医师会怀疑有肾炎、结石等问题，影响检查结果。

（3）婚前检查前一天尽量吃清淡饮食，否则抽血化验时会出现血液混浊，影响检查结果。

（4）婚前检查前一天要休息好，不能太劳累，更不要饮酒，因为这些都有可能影响肝功的化验结果。

（5）要着重说明的是，新人在检查的前几天一定要休息好，不能睡得太晚，不要劳累，更不要饮酒，因为这些情况都有可能影响您的肝功能化验结果，若出现谷丙转氨酶增高，需复查，排除肝炎、胆道梗阻、胰腺炎、肿瘤等的可能。

（六）婚前检查的意义

1.有利于双方和下一代的健康

通过婚前全面的体检，可以发现一些异常情况和疾病，从而达到及早诊断、积极矫治的目的，如在体检中发现有对结婚或生育会产生暂时或永久影响的疾病，可在医师指导下作出对双方和下一代健康都有利的决定和安排。

2.有利于优生，提高民族素质

通过家族史的询问、家系的调查、家谱的分析，结合体检所得，医师可对某些遗传缺陷作出明确诊断，并根据其传递规律，推算出"影响下一代优生"的风险程度，从而帮助结婚双方制定婚育决策，以减少或避免不适当的婚配和遗传病儿的出生。

3.有利于主动有效地掌握好受孕的时机和避孕方法

医师根据双方的健康状况、生理条件和生育计划，为他们选择最佳受孕时机或避孕方法，并指导他们实行有效的措施，掌握科学的技巧。对要求生育者，可帮助其提高计划受孕的成功率。对准备避孕者，可使之减少计划外怀孕和人工流产，为保护妇女儿童健康提供保证。

4.有利于传播婚育健康知识，进行健康婚育指导

婚前检查还不仅仅是一项健康检查，更重要的是向人们传播有关婚育健康的知识，进行健康婚育指导。比如，医疗保健机构会向准新人播放婚前医疗卫生知识、婚后计划生育等方面的宣传片，发放宣传材料，开展有关咨询和指导等。

十四、常规体检不能代替婚前检查

（一）检查项目不同

婚前检查和常规体检最大的不同，就在于检查的项目，尤其是特殊检查的项目。

（1）婚前检查偏向男、女生殖器官检查，检查是否有生殖器官发育异常和影响结婚与生育的生殖系统疾病。

（2）婚前检查是通过询问男、女双方病史、家系调查、系谱分析、体格检查和辅助检查，筛查是否患严重遗传病、精神病（如精神分裂症、躁狂抑郁性精神病及其他严重精神病）、指定传染病（如艾滋病、淋病、梅毒、麻风病及医学上认为影响结婚和生育的其他传染病）、重要脏器疾病、生殖系统发育障碍或畸形及其他与婚育有关的疾病。婚前检查做相应的身体检查和辅助检查，以便及时发现问题，避免在婚后传染给对方或遗传给下一代。如有内外生殖器异常，应尽量在婚前给予矫正，以免影响婚后的生育。

（3）婚前检查侧重于与婚育相关的传染性疾病检查，包括乙型肝炎表面抗原、谷丙转氨酶、结核杆菌抗体检测、快速血浆反应素环状卡片试验、白带常规（女）和人类免疫缺陷病毒（human immunodeficiency virus, HIV）抗体检测等检测内容。

（4）婚前检查为新婚对象提供科学的性卫生、避孕节育和优生优育等相关保健知识指导，同时，针对婚前检查结果给予针对性的婚育卫生咨询和指导。

（二）检查疾病不同

婚前检查查的疾病通常是更为严重的遗传病，一旦患上很难治愈或根本不能逆转，还可能影响下一代。也就是说，婚前检查会检查的疾病，并不能直接从表面看出来，而且得病的概率在生活中也没有那么高。

常规体检查的主要是可逆或者可控的疾病，这些疾病往往没有遗传性。

（三）检查侧重点不同

婚前检查与一般体检不同，婚前检查侧重于男女生殖器官检查，与婚姻美满、后代健康、家庭幸福密切相关，建议新婚对象在结婚登记前接受免费婚前医学检查。

常规体检则关注的是个人健康，一般不涉及对方和家庭成员的健康情况，检查项目的侧重点也不一样，因此常规体检不能代替婚前检查。

十五、禁止近亲结婚

（一）近亲的范围

根据《中华人民共和国婚姻法》规定："直系血亲和三代以内旁系血亲禁止结婚。"近亲结婚可导致下一代遗传病发生率增加 7 ～ 150 倍，禁止近亲结婚是避免相同致病遗传基因结合，减少遗传病发生的有效措施。

1. 直系血亲

直系血亲是指有直接血缘关系的亲属，即生育自己和自己所生育的上下各代亲属，如父母、祖父母、外祖父母、子女、孙子女、外孙子女等。

2. 旁系血亲

旁系血亲是指非直系血亲而在血缘上和自己同出一源的亲属，如姨表亲、姑表亲等。

3. 三代以内旁系血亲

三代以内旁系血亲是指同源于父母的兄弟姊妹，含同父异母、同母异父的兄弟姐妹；同源于祖父母、外祖父母的表兄弟姐妹和堂兄弟姐妹；不同辈的叔、伯、姑、舅、姨与侄（女）及甥（女）。

（二）近亲结婚的危害

1. 遗传病发病率高

有 36% 的遗传病是由近亲婚姻所致。如常见的唇裂，一般人的发病率仅为 0.17%，而近亲结婚引起的发病率高达 4%。近亲结婚的后代患有智力低下、先天性畸形和各种遗传病等比非近亲结婚的要多出好几倍。

2. 新生儿病死率高

近亲结婚的子女与非近亲结婚的子女相比，病死率要高出许多。

3. 出生婴儿的身体矮、体重轻、头围小

与非近亲结婚出生的婴儿相比，近亲结婚出生的婴儿身体矮、体重轻、头围小。

一般地说，血缘相近的人，由于有共同祖先，其体内相同的基因较没有血缘关系的人要多，而且血缘越近相同的基因越多，遗传病发病率越高，血缘远的患遗传病的可能性就越小。在近亲结婚的情况下，他们的后代从父母那里获得一对相同隐性遗传病基因的机会大大增加，从而罹患遗传性疾病的风险也增高；如果与不同血缘的其他人结婚，双方携带同一种遗传性疾病基因的机会就很小，其后代患遗传性疾病的风险也就会减少。

当然，近亲结婚所生的子女不一定都患遗传病，有的可能既健康又聪明；非近亲结婚所生的子女也可能患先天性心脏病、痴呆、白化病，但这种情况是极少数的。

十六、暂缓结婚人群

根据《中华人民共和国母婴保健法》规定："经婚前医学检查，对患指定传染病在传染期内或者有关精神病在发病期内的，医师应当提出医学意见；准备结婚的男女双方应当暂缓结婚。"暂缓结婚常见于以下 3 种情况。

（一）任何一方患有传染性疾病，且处于传染期

一方患有传染性疾病，且处于传染期，为避免传染给对方，建议治愈或病情稳定后再结婚。

（二）任何一方患有精神病，且处于发病期

某些精神病患者发病期可能会因结婚刺激加重疾病发作，伤及对方或发生其他危险状况，为避免这类事情的发生，应在病情稳定、经医务人员评估后再结婚。

患精神病包括精神分裂症、躁狂抑郁症，以及其他重型精神病，如偏执性精神病、器质性精神障碍等。这些患者在发病期内会失去自控能力，如果是女性患者婚后妊娠，又服用大量抗精神病药物，会影响胎儿健康，如胎儿发育畸形等。因此，此类患者应暂缓结婚，经过积极治疗病情稳定 2 年以上再结婚较为稳妥。

（三）任何一方患有可影响结婚和生育的其他疾病

患有某些重要脏器（如心、肺、肾）的严重疾病、未完全控制的糖尿病、未经治疗或未缓解的甲状腺功能亢进等，这些患者一般均应暂缓结婚。病情严重的，妊娠后可能危及孕妇生命安全，则不宜生育。患有生殖系统发育障碍或畸形疾病，这类患者婚后可能会影响性生活，应在矫治后再结婚。

十七、不宜结婚人群

（1）男女双方为直系血亲或三代以内旁系血亲者不应结婚。因近亲婚

配后代发生遗传病的概率高。

（2）严重的遗传病患者和先天畸形者不应结婚。如父母双方都为智力低下者，所生子女智力低下的发病率为 40%；一方为智力低下者，其所生子女智力低下的发病率为 15%，远远高出普通人群。

（3）性病、麻风病未经治愈者，各种法定报告传染病在规定的隔离期及未治疗前应暂缓结婚。传染病在传染期结婚可造成夫妻间相互传染，性病可通过性生活传播，若怀孕还会危及胎儿，因此在未治愈前不应结婚。

（4）精神分裂症、躁狂抑郁症和其他精神病发病期间，以及在发病期有攻击危害行为的重型精神疾病患者，暂不宜结婚，应待精神病治愈稳定 2 年以上方可结婚。但同为患精神病治愈的男女不宜结婚。若仅一方是已治愈的精神病患者虽可结婚，但应严格控制生育，以免受刺激后病情反复。

（5）患有可矫正的生殖器官畸形、炎症等，应待治愈、功能改善后再结婚。严重的生殖器畸形且无法矫正、婚后无法进行正常性生活者，不宜结婚。

（6）男女双方的家族有近亲婚配史及同种隐性遗传病发病史者，应进行遗传咨询。若检查为同种致病基因携带者，其子女患遗传病的风险极大，故不宜结婚或生育。

（7）凡患有重要脏器病如严重心脏病、高血压病、急性病毒性肝炎、急性肾炎及活动性肺结核等传染病的患者，在治愈前均不宜结婚，否则对夫妇的健康和胎儿的生长发育都十分不利。因为母体的疾病会影响胎儿生长发育，造成流产、早产或胎儿畸形，并可加重妈妈病情。此外，患有甲状腺功能亢进患者及心脏病女患者在病情稳定前也不宜结婚，更不宜生育。

（8）各种重度智能低下，表现出神经及精神方面的严重障碍个人生活不能自理者，不宜结婚。

（9）患有对配偶无严重危害，但结婚后可能使对方感染疾病，或对孕妇、后代健康都不利的疾病，不宜结婚。

十八、婚前应掌握的性知识

（一）女性生殖器官

女性生殖器官分为外生殖器、阴道和内生殖器三部分。外生殖器在身体表面，包括阴阜、大阴唇、小阴唇、阴蒂和阴道前庭等。内生殖器位于盆腔内，包括子宫、输卵管和卵巢。阴道位于二者之间。

1. 外生殖器

（1）阴阜：是在小腹下面耻骨联合前的隆起部分，长有阴毛。

（2）大阴唇：是两股内侧一对肥厚的皮肤皱襞。上起阴阜，下至会阴，其外侧亦有阴毛。

（3）小阴唇：在大阴唇内侧，是一对狭长的皮肤皱襞，表面红润，无阴毛。

（4）阴道前庭：两侧小阴唇之间构成的菱形区，内有2个开口。上方的小口是尿道外口，向上通向膀胱是排尿的通道；下方的口较大是阴道口。在阴道前庭后方，双侧小阴唇和处女膜之间的沟内，有前庭大腺的开口，左、右各1个，当女性性兴奋时，前庭大腺分泌黏滑的液体，使阴道口湿润。

（5）阴蒂：位于小阴唇上方，如豆状，由2个能勃起的海绵体组成，外面有纤维膜包着。阴蒂上有丰富的血管神经末梢分布，感觉特别敏锐，是性感最强的部位。性冲动时能勃起。

2. 阴道

阴道是连接外生殖器和内生殖器的一个管道。上方连着子宫，下方为通向体外的阴道口。未婚女子阴道口有一层薄膜叫作处女膜，中有小孔。阴道全长约10 cm，有伸展性，是经血外流和生孩子的通道，也是性交的器官。

3. 内生殖器

（1）子宫：大小如鸡蛋、形状像一个扁平倒置的梨，长7～9 cm，最宽径约4 cm，厚2～3 cm。中间有三角形空腔，是产生月经和孕育胎儿的地方。下部为向阴道凸出的子宫颈连接子宫和阴道，精子从这里进入子宫、输卵管。怀孕后子宫随胎儿增长而长大，待婴儿出生后又能较快地复原。

（2）输卵管：是从子宫两侧伸出的 2 条管子，一端开口于子宫腔，另一端开口于腹腔。它除了是精子、卵子的通道外，也是精子和卵子结合的地方，并靠管壁蠕动及纤毛运动将受精卵送到子宫腔内。

（3）卵巢：在子宫两旁、输卵管的后下方，为 2 个橄榄大小的组织，能周期性地产生和排出卵子，并能分泌女性激素，借以促进生殖器官和女性特有的第二性征（如乳房）的发育，维持性功能和生育功能。成年女子的卵巢约为 4 cm×2 cm×3 cm，重 5～6 g。幼女的卵巢较小，表面光滑。性成熟期卵巢最大，由于多次排卵，卵巢表面凹凸不平。围绝经期的卵巢缩小约为 2.0 cm×1.5 cm×0.5 cm，到绝经期卵巢萎缩至 1.50 cm×0.75 cm×0.50 cm。

（二）男性生殖器官

男性生殖器官主要分内、外两部分。内生殖器有睾丸、附睾、输精管、精囊腺、前列腺和尿道球腺。外生殖器有阴茎、尿道和阴囊。

1.内生殖器

（1）睾丸：在阴囊内，呈卵圆形，左右各一，是产生精子、分泌男性激素的场所。男性激素可促进男子生殖器官的发育并保持男子生理特征，如长胡子和性功能，并能促进精子生长。睾丸内有许多曲细精管最终汇集一处，再分成十多条输出小管一齐汇集成附睾。

（2）附睾：位于睾丸的后上方，左右各一，形状扁平。睾丸产生的精子通过输出小管，贮存在附睾内。

（3）输精管：是一条细长的管道，左右各一，一端起于附睾，另一端开口于尿道，主要作用是输送精子。

（4）精囊腺、前列腺、尿道球腺：均是附属性腺，开口于尿道，所产生的弱碱性液体，是精液的主要成分，约占 90%，有利于精子的产生。

2. 外生殖器

（1）阴茎：是一个圆柱状海绵样的器官。整个外形像蘑菇，其顶端就是阴茎头，又叫龟头；蘑菇柄即是阴茎体，有尿道贯穿其中。阴茎上有丰富的血管和神经分布，是性交的器官，它有 2 种功能，即排尿和射精。

（2）尿道：是一条较细的管道，全长约 12 cm，内口连着膀胱，外口在阴茎的龟头上。输精管、精囊腺、前列腺等均开口在尿道，是排尿和排精的通道。

（3）阴囊：是一个皮囊，有左、右 2 个部分，分别容纳左、右两侧的睾丸。

十九、新婚期不宜怀孕

（1）新婚期，新人常常忙于应酬，情绪始终处于亢奋状态，体力消耗加大，内分泌不太稳定，不是怀孕的佳期。

（2）新婚喜庆，烟雾腾腾的场景是无法避免的，有的尽管是被动吸烟，也会吸入较大量的尼古丁及有害物质，对精子和卵子的质量有碍。

（3）饮酒是婚礼上的必修课，而乙醇可使精子和卵子的质量降低，因此新婚期怀孕不利于优生。

（4）新婚期的新人很少能有规律的作息时间和饮食规律，这很有可能打乱那些身体素质稍差的新娘的月经周期。

（5）选择外出度蜜月的夫妻在旅途中极易患急性胃肠炎、痢疾等消化系统疾病，这样便有许多服用药物的机会，而某些药物有致畸作用。

（6）新婚期的交际应酬较多，那些高脂、高糖的食物不能及时补充参与雌激素代谢的维生素 B_6 和调整性腺功能的维生素 E。

（7）新婚夫妇在性生活方面正处于适应阶段，而夫妻间过于频繁的性交会导致男方精子供不应求，质量下降。

新婚当月受孕不利于优生。因此，新婚期最好暂时避孕，待夫妇性生活协调、情绪稳定、精力充沛、在物质上和精神上及育儿知识方面都做好了充分准备以后，再选择有利时机怀孕。

二十、避孕的原理

目前的避孕方法很多，每一种方法可通过单一或多个环节干扰和阻断受孕，主要有以下途径。

（一）抑制卵巢排卵

卵细胞的发育和成熟受下丘脑和垂体的调控，避孕药能抑制下丘脑和垂体的功能，从而阻止卵细胞发育，达到避孕的目的。

（二）抑制精子正常发育和生存

睾丸生精功能是受下丘脑-垂体-睾丸轴控制，男用避孕药可抑制下丘脑和垂体激素的分泌，达到阻止睾丸生精的目的。另外，某些物理方法可抑制睾丸的生精功能，使精子数量减少或完全消失。例如，温热避孕、超声避孕和微波避孕等方法，均能达到程度不同的抑制精子正常发育和生存的效果。

（三）阻止精子与卵子相遇

凡是阻止精卵相遇，使精子失去与卵子结合的机会和能力，以及杀灭精子，均可达到阻止受精的目的。例如，避孕套、外用杀精剂等屏障避孕法，以及各种绝育术等阻断精卵运行通道，精子和卵子不能相遇，达到避孕目的。另外，通过使用避孕药，改变宫颈黏液性质，使之变稠，阻碍精子通过宫颈，也使卵子失去受精机会。

（四）阻止孕卵着床

通过改变子宫内膜环境，不利于受精卵着床。临床上应用的宫内节育器、阴道避孕环和避孕药等，均有这样的作用。例如，宫内节育器放置在子宫腔中，改变了子宫腔的内部环境，阻止受精卵着床和发育。

二十一、新婚期避孕方法的选择

（一）新婚避孕的特殊要求和选择原则

（1）新婚阶段双方在性交时心情都比较紧张，又缺乏实践经验，选用的避孕方法要求简便易行，如采用宫颈帽或阴道隔膜等工具避孕，放置技巧较难掌握，容易失败。

（2）婚后短期内性交时女方阴道内、外组织较紧，某些外用避孕药具较难置入，亦不易放准部位，如阴道隔膜、宫颈帽、避孕海绵、避孕药膜等，在新婚阶段不宜立即选用。

（3）要求所用避孕方法停用后不影响生育功能和下一代健康。

（4）男女双方认可，并且都要学会使用，在使用过程中能相互配合、相互督促。

（二）适宜避孕方法的选择

目前常用的避孕方法种类很多，新婚后避孕一般可根据其要求避孕期限的长短，再结合年龄、职业、文化水平、居住条件、月经情况、健康条件等帮助新婚夫妇知情选择一种或几种切实可行的避孕方法。

1.婚后要求短期避孕

婚后要求短期避孕者，一般以外用避孕药具为宜，可先采用阴茎套、外用避孕栓或避孕凝胶剂，待女方阴道较易扩张时，在熟悉掌握其他外用避孕药具如阴道隔膜、避孕海绵、避孕药膜、阴道套等使用方法后，也可改用。自然避孕法具有简便、经济、安全、无害的优点，而且不受避孕期限的长短限制，只要月经规则、稳定，如在婚前即能熟悉本人排卵征象，掌握排卵规律，则从新婚开始也可选用此法。但必须注意新婚期间往往体力劳累、精神激动，常会使排卵规律改变，如单纯使用此法，应当特别谨慎观察，以防失败。

2. 婚后要求较长时期避孕

婚后要求较长时期（1 年以上）避孕者，除可选用各种外用避孕药具外，如无用药禁忌，亦可选用女用类固醇（甾体）口服避孕药，以短效者为宜。夫妻分居两地者可用探亲避孕药，如使用正确，可获高效。但必须注意，有些品种最好在停药后 3 ~ 6 个月受孕，以防万一影响胎儿发育。

3. 初婚后要求长期避孕或再婚后不准备生育

初婚后要求长期避孕或再婚后不准备生育者，可选用长效、安全、简便、经济的稳定性避孕方法。宫内节育器一次放置可持久避孕数年至 20 年，对不准备再生育的妇女较为合适。长效避孕针 / 药、阴道药环、皮下埋植等方法也可根据具体情况选用。在长期实施避孕的过程中，每对夫妇最好能多掌握几种方法，以便在不同阶段、不同条件下灵活选用，有时女用，有时男用，有时外用，有时内服，不但有利于保障身心健康、增强双方的责任感，而且还会促进性生活的和谐、夫妻间的感情。

4. 终身不宜生育

凡属终身不宜生育者，原则上患病一方应采取绝育或长效避孕措施。

（三）常见避孕方法

目前常见的避孕方法有使用屏障避孕法、口服避孕药、宫内节育器避孕法、自然避孕法、安全期避孕法、体外排精避孕法等。

1. 屏障避孕法

屏障避孕法是用物理或化学的方法在阴道内阻断精子上行或用药物灭活精子，阻断精卵相遇，从而达到避孕的方法。目前主要有避孕套（分男用和女用 2 种）和外用避孕药，具有不干扰机体生理的优点。但值得注意的是，须强调坚持和正确使用，否则使用失败率较高。

（1）优点：①避孕效果显著，尤其是避孕套在使用方法正确的前提下，使用避孕套避孕成功的概率为 98% 左右。②避孕套的使用可以阻断绝大多数的性传播疾病，如艾滋病、梅毒及尖锐湿疣等。③避孕套避孕对男性早泄也有一定治疗效果。

（2）缺点：①部分人对橡胶过敏而不能用安全套避孕。②少数人有心理障碍，觉得避孕套避孕会影响性快感而不愿意使用。③偶见避孕套脱落在女性阴道取不出来等情况。

（3）适用人群：大多数人群。

（4）不适用人群：少数橡胶过敏者。

（5）男用避孕套的使用方法：①从避孕套单只包装的有锯齿边的边缘撕开单只包装，小心地取出避孕套。②检查避孕套末端卷曲部分是否在外面，如果不是，就说明戴反了。③应挤出避孕套前端储精囊内的空气。④接着戴上避孕套，并伸展至阴茎末端。⑤如果在性交过程中，避孕套部分脱落，应立即将其套回原位。⑥如果避孕套滑落掉出，请更换新的避孕套。⑦射精后，在阴茎仍然勃起时应立即稳妥地用手从阴茎根部按住避孕套，并尽快抽出阴茎，确保在阴茎完全抽离后再将避孕套脱下。⑧用纸巾包好避孕套并放进垃圾桶内。

（6）女用避孕套的使用方法：①使用前先解小便，把手洗干净，由检查者用手指测量从阴道后穹隆至耻骨联合后缘间距离，帮助选一个适当型号的子宫帽，最好请医师做出选择。②选好型号后检查有无破损，并在边缘处涂上少许避孕胶冻（能杀死精子的避孕膏）。③取半卧位或半蹲位，两腿稍分开，左手分开阴唇，手示指、中指及拇指将子宫帽捏成条状送入阴道内，将后缘纳入阴道后穹隆，前缘抵耻骨联合凹处，以遮盖宫颈。④放好后，再用手指伸到阴道深处，检查子宫帽是否盖好宫颈，如果没有盖好，应当取出重放。⑤性交后8～12小时取出。以示指伸入阴道，在耻骨后方钩住帽的边缘，慢慢拉出，取出后，用温水或肥皂水洗净擦干，扑上滑石粉放在洁净干燥的盒子中，以备下次再用。

（7）温馨提示：注意每次性生活都必须使用，在生殖器有接触前开始使用，保证全程使用。

2. 口服避孕药

（1）短效口服避孕药：短效口服避孕药含雌、孕两种激素，以孕激素为主，是避孕药中应用最早、最多和最广泛的，适用于同居的夫妇。现在全国普遍使用的口服避孕药有复方炔诺孕酮片、复方醋酸甲地孕酮片、复方左炔诺孕酮片、复方左炔诺孕酮三相片、复方醋酸环丙孕酮片等，以及国外引进的去氧孕烯炔雌醇片、炔雌醇环丙孕酮片、屈螺酮炔雌醇片等。

各种短效口服避孕药的主要区别是所含孕激素种类的不同，特性不同。女性可根据自己的情况，向医师咨询后选用。短效口服避孕药的服用一般都需要从月经来潮时 1 ～ 5 天开始（具体服法参见药物说明书），连续服 21 ～ 22 天，避孕 1 个月，中间不能间断，服药期间才有避孕效果，因此需要每天服药。

短效口服避孕药有效性很高，如果按规定服药，避孕有效率达 99.96% 以上，失败的原因都是由于未按药物说明书使用。常见的是漏服超过一天时间又未及时补服药物。目前，新型短效口服避孕药除避孕的作用外，还有调节月经周期和降低子宫内膜癌发生概率等优势。少数人刚开始服药可能会出现恶心、头晕、乳房胀痛、阴道见少量出血等情况，通常在第 3 个月时就会消失。极少数人还存在情绪激动、体重增加、血栓等风险。

（2）长效口服避孕药：每月服 1 片可达到避孕 1 个月的目的，避免服药烦琐。长效口服避孕药是以长效雌激素与孕激素配伍的复合片，药名为复方长效左炔诺孕酮炔雌醚片。由于不良反应较多，目前已很少使用。

（3）探亲避孕药：适用于夫妇分居两地、短期探亲时应用。此药多由孕激素类制成。其优点是使用时间不受月经周期的限制，月经周期的任何一天开始服用都有效。它是我国开发的一种避孕药，引起世界各国科学家的关注。常用的有醋酸甲地孕酮片、左炔诺孕酮片、甲地孕酮探亲片、炔诺酮探亲片、左炔诺孕酮探亲片和 53 号避孕药。

（4）适用人群：有性生活的育龄女性，身体健康，月经正常，自愿选择服药避孕者。采用口服避孕药在我国不需要处方，但为了合理用药、提高安全性，在服药前应进行病史询问和有关检查，主要是了解有无禁忌证。必要时进行一些肝、肾功能检查，如为肝、肾功能异常者，则暂不宜服用甾体避孕药。

（5）不适用人群。服用避孕药应该严格遵循避孕药说明书。有下列情况或疾病者，禁止服用甾体避孕药。①重要器官病变：急、慢性肝炎及肾炎、胆囊疾病、严重心血管疾病、冠状动脉粥样硬化、高血压。②血液及内分泌疾病：各型血液病或血栓性疾病、内分泌疾病，如糖尿病、高血脂、甲状腺功能亢进。③偏头痛、恶性肿瘤、癌前病变、子宫病变或乳房肿块患者。④精神生活不能自理者。⑤月经不正常（初潮过迟、月经稀少、经常闭经）、诊断不明的子宫出血病。⑥年龄 > 45 岁者。（注意：年龄 > 35 岁的吸烟女性不宜长期服用，因心血管疾病的危险随年龄和吸烟数量的增加而增加。）⑦怀孕或怀孕可疑者。⑧哺乳期或产后月经尚未恢复者禁止服用，但单纯孕激素避孕针和皮下埋植剂可用于产后超过 6 周的哺乳妇女。⑨正在服用抗结核药利福平、抗癫痫药及其他药物者。⑩医师认为不宜服用者。还有一些情况需要慎用避孕药，需医师评估利弊，决定能否服用。因此，服药前应向医师咨询，服药期间应密切随访。

（6）不良反应及处理方法。①类早孕反应：因避孕药中含雌激素可刺激胃肠黏膜，服药初期可出现恶心、呕吐、乏力、头晕、食欲缺乏等症状，一般较轻，无须处理，随服药周期延续，症状可减轻或自然消失。睡前服药，可减少相关不良反应。如症状严重可给予对症治疗的药物。②子宫出血（突破性出血）：多见于漏服者。月经前半期出血主要由于雌激素剂量不足，后半期出血由于孕激素相对不足所致。避免漏服，如漏服，次晨应补服。前半期出血加服炔雌醇 0.005 ～ 0.010 mg/d，直至服完 22 天避孕药同时停止；后半期出血则每天增服避孕药 1 片。如接近月经期或流血量多似月经则停药，按月经来潮处理，至出血第 5 天重新开始下一周期用药。③经量增多或经期延长：多见于长效口服避孕药或长效避孕针。处理方法可肌内注射丙酸睾酮；或月经来潮前一周每天加服短效避孕药 1 ～ 2 片；或使用孕激素制剂。如治疗无效可改服短效避孕药。④经量减少或闭经：由于避孕药中的雌、孕激素对下丘脑 - 垂体 - 卵巢轴的抑制，卵巢分泌雌激素量减少所致，对身体健康无影响，可不处理。个别服药后出现连续停经 2 个周期以上，可以停药观察。一般停药后能自然恢复。若停药后 6 个月仍不来月经称为"避孕药后闭经"，其发生率在 1% 以下，主要是下丘脑 - 垂体功能过度抑制所致。处理方法可用促排卵药，如枸橼酸氯米芬片，或人工周期治疗。⑤闭经 - 溢乳综合征：如用避孕药后出现闭经、溢乳者，应及时停药，并进一步测定血催乳素水平与蝶鞍 X 线检查，专科就诊。⑥白带增多：多见于服用以雌激素为主的长效避孕药。白带的特点为黏液稀薄、无色透明，量多且多发生于服药 2 ～ 3 个周期后。此症不需要处理。⑦其他：如面部色素沉着或出现痤疮、食欲亢进、体重增加。一般无须处理，如症状明显者可更换避孕方法。乳房胀痛多见于单纯孕激素类口服避孕药，一般乳房检查无异常，可自行缓解无须治疗，但应严密观察，必要时到医院检查。

（7）漏服避孕药的补救方法：避孕药如果漏服，在发现的 12 小时之内可以再补服 1 片，否则会引起阴道出血情况，影响避孕效果。如果发现时过的时间久了，没法补服，之后要发生性生活，需要采取避孕套避孕。如果漏服之后出现少量的阴道流血，注意观察，继续接着服用下面的药物，但会影响避孕效果，在之后的 7 天内同房要采取避孕措施。为了避免避孕药漏服，尽量选择在每天的同一个时间服用，或者干脆选择每天睡前服药，这样一般不会漏服的。

（8）服用避孕药不影响今后怀孕：育龄女性口服短效避孕药能有效避免意外怀孕，保护生殖健康，不影响今后怀孕。服避孕药停药后 3 个月内恢复排卵者为 80%，1 年内恢复排卵者为 95% ～ 98%，因此对绝大多数人来说，停用口服避孕药后能够很快恢复排卵、怀孕。停药时年龄在 40 岁左右的女性，排卵时间的恢复有延迟的趋向，可能与服药女性年龄偏大、卵巢功能自然衰退有关。

（9）避孕药对胎儿的影响：口服避孕药对胎儿的影响与避孕药的剂量及停药后受孕的时间间隔有一定关系。随着现代复合型口服避孕药中雌激素含量的减少，以及孕激素质量的提高，在停服避孕药后，机体即可恢复排卵功能，无子代致畸效应。凡因漏服药而怀孕者，或怀孕后继续服药者，是否终止怀孕应及时到医院就诊后决定。计划怀孕者建议停用避孕药，改用避孕套避孕，3 个月后再怀孕，较为安全。

3. 宫内节育器

宫内节育器是一种放置在女性子宫腔里的避孕工具，即节育环（或简称"环"）。宫内节育器是一种作用于子宫局部，对全身功能无明显影响的长效避孕方法。这种避孕方法用于人类已有 100 多年历史，是目前我国育龄女性应用最多的避孕工具。

（1）种类：一般来说，宫内节育器可分为两大类，即惰性宫内节育器和活性宫内节育器。由于惰性宫内节育器避孕效果不好，现已经停用。①含铜宫内节育器：是目前使用最广泛的一种宫内节育器。②释放孕酮的宫内节育器：目前，有代表性的是每天释放量为 20 μg 的左炔诺孕酮宫内节育器。该器将孕激素置于高分子材料制成的缓释系统中，并载于宫内节育器中，孕激素缓慢恒定地释放到宫内。③释放其他药物的宫内节育器：为了减少放置带铜宫内节育器后月经血量增加的不良反应，我国研制的释放吲哚美辛的宫内节育器，经临床试验证实，可有效控制宫内节育器放置后月经血量的增加，目前在各地使用较多，如活性 Y 型宫内节育器、元宫型宫内节育器。

（2）优点：①放置方法简便，一次放入可避孕多年，甚至终生避孕。②对人体健康无影响，也不影响夫妇双方的性生活质量。③不影响女性内分泌与排卵等生理功能，容易被广大育龄女性接受。④宫内节育器是一种可复性避孕工具，如果需要生育或不适应时可随时取出，取出后短期内即可恢复生育能力。

（3）缺点：①放、取需经宫腔操作，需专门人员、设施。②可能出现脱落、带器妊娠或不良反应，如阴道流血、月经过多、经期延长等。③可降低宫外孕的发生率，但不能完全避免。④不能预防性传播疾病。

（4）适用人群：①凡育龄女性，自愿要求放置宫内节育器而无禁忌证者，均可放置。②最适宜于经产女性，需要长期避孕者。③可用于紧急避孕，更适于愿继续以宫内节育器作为避孕而无禁忌证者。

（5）不适用人群：①怀孕或怀孕可疑者。②生殖器官炎症，如急慢性盆腔炎、阴道炎、急性宫颈炎和重度宫颈糜烂、性传播性疾病等，未经治疗及未治愈者。③3 个月内有月经频发、月经过多或不规则阴道出血。④子宫颈内口过松、重度陈旧性宫颈撕裂伤及重度狭窄者，或子宫脱垂 Ⅱ 度以上者。⑤生殖器官畸形。⑥人工流产后子宫收缩不良、出血多、有妊娠组织残留或感染可能者。⑦产时或剖宫产时胎盘娩出后放置，有潜在感染或出血可能者。⑧各种较严重全身性疾病。⑨已知或怀疑对金属或铜过敏者，不能用含铜宫内节育器，可选择不含金属宫内节育器。

（6）放置宫内节育器的时机：①一般宫内节育器在月经第 3 天起至月经干净后 7 天内均可放置。合适的放置时间是月经干净后 2～7 天，此时子宫内膜开始增生，放置后引起出血及感染等不良反应较少。含孕激素的宫内节育器在月经期放置。②哺乳期或短期闭经要求放置者，应先排除早期怀孕，再行放置宫内节育器。③产后 42 天恶露已净，会阴伤口已愈合，子宫恢复正常者。④人工流产后可同时放置宫内节育器（子宫收缩不良、出血过多或有感染可能者，暂时不放）。中期妊娠引产流产后 24 小时内清宫术后可放置，药物流产 2 次正常月经后可放置。⑤自然流产转经后。⑥剖宫产后 6 个月。⑦剖宫产或阴道正常分娩胎盘娩出后即时放置（有潜在感染或出血可能者，暂时不放）。⑧用于紧急避孕，不论月经周期时间，在无保护性交后 5 天内放置。

（7）取出宫内节育器：①计划再生育者。②放置年限到期者。③放置宫内节育器后出现不良反应或并发症治疗无效者。④改换其他节育方法（如绝育等）。⑤绝经半年以上者。⑥带器妊娠者。

（8）不良反应。①一般不良反应：放置宫内节育器后，带器女性可有少量血性分泌物，一般不超过 7 天，也可能伴有轻度的小腹痛或腰酸等，这些反应不经处理多能自愈。有些带器者无血性分泌物，但白带量可能增多，或具有腹痛或腰痛，可对症处理，无须将宫内节育器取出。②子宫出血：主要表现月经量增多，尤其放置宫内节育器后首次月经量最多，多见于 3 个月内，此外还可表现为经期延长或经间不规则少量出血。出现这种情况可到诊所随访，医师给予止血药物，还可服些抗炎药物，以控制感染或预防感染。若经治疗效果不明显，连续出血 2 周以上，可考虑取出宫内节育器。目前我国研制的含吲哚美辛的宫内节育器，可有效减少出血不良反应；另有含孕酮宫内节育器，因其含孕激素，放置后月经量增多、不规则出血不良反应的发生率也较含高铜的宫内节育器低。

（9）放置宫内节育器前后的自我保健：放置宫内节育器的操作虽然简单安全，但它毕竟是一种手术操作，为了避免感染，手术前 3 天及手术后 2 周内要严禁房事，注意生殖道清洁卫生，放环后不宜盆浴，以免造成宫腔感染。术后应注意休息 1 ～ 2 天，1 周内不宜重体力劳动及大运动量的活动，刚放环后宫口较松，环易脱落，应定期到诊所随访，一般在术后 1 个月、3 个月、6 个月各随访一次，1 年后每年随访一次。随访内容包括带器后有无异常情况，了解术后月经史，检查宫内节育器是否脱落等。

（10）宫内节育器不影响女性健康：按医学要求宫内放置节育环，不会影响女性健康。女性具有放置宫内节育器适应证，没有放置宫内节育器的禁忌证，医师按《宫内节育器放置常规》要求放置，女性按要求定期检查随访，那么在放置宫内节育器后，不会对女性的健康造成危害。同时，可有效避免意外怀孕，保障女性生殖健康。

4. 自然避孕法

自然避孕法是顺应并利用自然的生理规律而进行的一种避孕方法，包括月经周期避孕法（即安全期避孕法）和母乳喂养避孕法 2 种。优点是不干扰身体的生理功能，没有不良反应，但其避孕效果依赖于使用者是否正确掌握，并且受许多外界因素的干扰，失败率高，一般不建议使用。因此，该法适合不宜采用其他避孕方法的夫妇或处于特殊生理阶段的女性。

5. 安全期避孕法

安全期避孕法是根据卵子或精子排出后只能存活 1～3 天的生理特性，避免在排卵期前后性交达到避孕目的的方法。找准排卵期是这一方法的关键，有以下 3 种可供女性自己掌握的方法。

（1）日期推算法：月经周期一向规则的女性，其排卵期是在下次月经来潮的前 14 天，排卵期前后 4～5 天是易受孕期，该期范围为 10 天左右，其余日期为安全期。但这个安全期并非那么"安全"，因为排卵受各种因素影响可能提前或延迟，因此单靠计算日期避孕是不可靠的，不建议使用。

（2）基础体温测定法：通过女性测定基础体温，选择避孕日期达到自然避孕。当基础体温持续上升 3 天且高于前 6 天平均体温 0.3 ℃以上时，表示排卵已完成，那么升高的当天、此前 4～5 天、此后连续 3 天是易受孕期。

体温升高 3 昼夜后到下次月经前为安全期，可以性生活，以达到避孕目的。但这种方法禁欲时间较长，必须夫妇配合；另外，需连续、高质量睡眠 6 ～ 8 小时方可有效监测基础体温，要在每天清晨醒后立即测基础体温，较为麻烦，需要坚持。

（3）宫颈黏液观察法：从 20 世纪 60 年代起，许多国家盛行把宫颈黏液作为排卵指标来选择避孕日期。女性通过对阴部的湿润和局部黏液的感觉，或用手指了解阴道分泌物黏性及拉丝性能。若接近排卵期，黏液呈滑润、清亮并能拉成丝状，在这种黏液出现后和高峰后的 3 天之内，应当避免性交，以防止怀孕。但无黏液或黏液不典型者，不能采用这种方法。

上述 3 种方法虽然都可达到自然避孕目的，但均有其局限性。据报道，有多个国家采用症状体温联合自然避孕法。上述方法可联合使用，需观察几项指标：宫颈黏液、基础体温测量、中期小腹痛及乳房胀满感。症状体温联合避孕法虽然科学性强，但需要对女性进行一定的训练，在国内大范围推广还有一定难度。

6. 体外射精避孕法

体外射精避孕法主要是指在性交过程中男性即将要射精时，迅速把阴茎抽离阴道，把精液射在女性阴道外面，从而达到避孕目的的方法。此方法因失败率高，影响性生活质量，不建议使用。

有些夫妇在房事前未采用有效避孕措施，采用体外射精方法来作为避孕措施，认为通过性交中断将精子排在体外，而不进入女性阴道内，应该不会怀孕。但事实上并非这样，在性交的过程中，男性的精液并不一定是在性高潮时才排出，射精前可能有部分精液流出，其内含许多精子（一次性生活精液中共约含 0.6 亿个精子），而怀孕是一个精子与一个卵子成功结合，有时精液中仅有几个精子就可能使女方怀孕。因此，体外射精避孕的失败率很高。此外，为了把精液射在体外，整个性交的过程中男性都必须保持高度警惕，结果很多人最后还是没有掌握好，反而射进去了，长期下去对男性的性心理是一种较大的压力，导致两个人互相抱怨，不仅影响性生活的质量，同时也会影响两人之间的感情。

7. 长效避孕针剂

长效避孕针剂注射后药物不直接被胃肠道吸收，故胃肠道反应较少。目前，比较成熟的长效避孕针剂有复方针剂和单方孕激素针剂两大类。复方针剂包括复方庚酸炔诺酮注射液和复方甲地孕酮注射液等，单方孕激素针剂有醋酸甲羟孕酮避孕针。每月或每3个月注射一次。

8. 避孕药缓释系统

将避孕药置于缓释系统中，使药物在体内每天定量缓慢释放，维持较长时间，又能免除一次性大剂量药物的不良反应，达到有效、长效、简便、安全的效果。目前，常用的有皮下埋植剂、阴道避孕环和宫内避孕系统。

（四）新婚夫妇建议采用的避孕方法

鉴于选择方法时的要求，新婚避孕多采用的方法有复方短效口服避孕药、屏障避孕法等。

1. 复方短效口服避孕药

复方短效口服避孕药避孕效果高达99%，停药后生育力即可恢复，不影响性生活，适宜新婚初次性交、婚后短期或1年内不准备妊娠者使用。采用复方短效口服避孕药避孕，应从新婚当月月经来潮后第5天开始服用或按照服药说明服用，使用者可以自行选择使用或停用的时间，且药物在体内半衰期短，对生育力没有影响，停药后即可妊娠。

为了保证避孕药的最佳效果，使用者在用药之前要接受医师咨询。咨询内容：①排除避孕药的禁忌证。②了解服用避孕药后可能出现的不良反应。③避孕药需每天服用，容易漏服，服药者可采取提醒按时服药的措施，如定时提醒等。④掌握漏服药后的补救措施。

2. 屏障避孕法

新婚夫妇的性生活较为规律，女性阴道变得较松弛时，可采用屏障避孕法，包括男用避孕套和外用避孕药（避孕栓、避孕药膜、避孕胶冻），外用避孕药也称杀精剂。屏障避孕法具有不影响内分泌功能、随时可以使用的优点。避孕套还具有避孕与预防性传播疾病的双重保护作用。

避孕套或外用避孕药的缺点：①需要每次性生活都使用，新婚夫妇往往不容易坚持；②避孕套需要掌握正确的使用方法；③避孕药膜、栓，放置后需要等待数分钟方可性交，使用者可能因等待时间不够而避孕失败；④避孕药膜若受潮或用潮湿的手指拿取药膜，都会影响药膜的避孕效果。正确掌握避孕套或外用避孕药的使用方法，同时选择安全期避孕可提高避孕效果。

3. 其他避孕方法

不准备生育或想长期避孕者，应选用长效、安全、简便、经济、稳定的避孕方法，可放置宫内节育器；还可根据不同阶段、不同情况，分别选择其他各种避孕方法，灵活选用。终生不宜生育的夫妇，可以选择绝育手术，也可以放置宫内节育器。

（五）新婚夫妇不建议采用的避孕方法

（1）新婚女性阴道较紧，不宜选用阴道隔膜、宫颈帽避孕方法。

（2）新婚期双方体力消耗较大，精神上也易处于激动、紧张的状况，易发生额外排卵，故不宜采用安全期避孕法。

（3）长效避孕针停药后生育力恢复缓慢，故不适宜婚后准备短期妊娠者。

（4）未生育者不宜或应慎重选用放置宫内节育器。

二十二、紧急避孕

（一）紧急避孕的定义

紧急避孕是指在 1 个月经周期内，偶然 1 次无保护性性生活（避孕失败或未采取避孕措施）后，为避免意外怀孕在短期内采取的补救措施，是对常规避孕方法的一种补充。紧急避孕方法包括无保护性交后 3 ～ 5 天内服用紧急避孕药和 5 天内可放置宫内节育器。

紧急避孕与常规避孕不同，常规避孕一般在性交前已开始规律使用，避孕有效率高；而紧急避孕则是一种临时性措施，在性交后短期内（最好在 72 小时内）使用，只能对本周期中第一次无保护性性生活起保护作用，有一定的失败率，本周期中不应再有无保护性性生活。需注意的是，不能将紧急避孕作为经常或长期采用的避孕方法。

（二）可以紧急避孕的情况

紧急避孕首先适应于性生活时因某种原因未采取避孕防护措施，而又不愿意或不能怀孕的女性；其次是各种避孕方法使用不当或失败，可能导致意外怀孕者，如避孕套使用过程中破裂或滑脱、安全期计算错误、体外射精失败、宫内节育器脱落、避孕药漏服等，以及无可靠避孕方法的女性遭受性暴力伤害者。

已确诊的怀孕女性，或 1 个月经周期内进行多次无防护性性交者禁用。其他禁忌情况可参考雌孕激素制剂及宫内节育器避孕。

（三）紧急避孕的具体方法

1. 口服紧急避孕药

口服紧急避孕药是目前最常用的方法。其作用原理为抑制或延迟卵泡发育和排卵，影响黄体功能，改变子宫内膜的功能与形态，具有抗着床作用。但是紧急避孕药的避孕效果仅为 75% ～ 85%，低于常规避孕方法，且不良反应发生率高，因此，若在本周期刚服紧急避孕药后仍有性生活时，应采取其他可靠的避孕措施，绝对不能将紧急避孕作为常规避孕措施。

（1）用法。①米非司酮：含米非司酮 25 mg 或 10 mg，性交后 72 小时内口服 1 片，或遵医嘱服用。②左炔诺孕酮：含左炔诺孕酮 0.75 mg，性交后 72 小时内口服 1 片，间隔 12 小时再服 1 片，共服药 2 片。

（2）不良反应及处理方法。①恶心和呕吐：常发生在服药当天，持续时间一般不超过 24 小时。通常不必特殊处理。如在服药后 2 小时内呕吐，应补服一次药物。②乳房胀痛、头痛、头晕、乏力：常发生在服药后 1 ~ 2 天内，持续时间一般不超过 24 小时，通常不必特殊处理。疼痛严重者可找医师帮助。③不规则子宫出血：少量出血或点滴出血，通常不必特殊处理。这不是月经来潮，也不意味着紧急避孕成功，可向医师咨询。④月经提前或延迟：在小部分女性中发生，如果月经延迟 1 周以上，应行妊娠试验，以明确是否为避孕失败。

（3）注意事项：①用药应按规定服用。强调用于紧急情况，不建议频繁使用。②因紧急避孕药对服药后发生的性交无肯定的避孕作用，服用紧急避孕药后到下次月经来潮前，如进行性生活，必须使用避孕套严格避孕。③与常规避孕方法相比，紧急避孕药的避孕有效率低，因此不能替代常规避孕方法。服用紧急避孕药后应尽快落实常规避孕措施。④紧急避孕药没有抗艾滋病和性传播疾病感染的功能，有感染性传播疾病的女性，应寻求何处可获得性传播疾病诊治和咨询的信息，及时采取措施。

2. 放置带铜宫内节育器

放置带铜宫内节育器是另外一种高效的紧急避孕措施。利用宫内节育器的避孕机制抗生育，铜离子对胚泡和受精卵有毒杀作用，并且使子宫内膜改变，不利于受精卵着床。一般在无防护性性交或避孕失败后，5 天内使用，尤其适宜希望长期避孕的女性。放置方法同常规宫内节育器的放置。

（四）紧急避孕失败的处理

任何一种避孕方法的效果都不是 100%，按要求使用，药物紧急避孕的失败率约为 2%，带铜宫内节育器紧急避孕的失败率为 1%。根据目前的国内外资料，紧急避孕药物对胎儿没有明显的不利影响，尤其是含孕激素的紧急避孕药，用药后出生缺陷的发生率不会高于当地的平均水平。因此，服紧急避孕药后怀孕的女性可以咨询医师后决定妊娠的去留。如果不想继续怀孕，可以用手术或药物的方法终止妊娠。如果是放置带铜宫内节育器妊娠，建议及时终止妊娠。

（五）紧急避孕与常规避孕的区别

常规避孕是按不同使用规范要求在性交前使用，主要方法有宫内节育器、口服避孕药、避孕针、皮下埋植剂和外用避孕药具等。常规避孕方法的有效率高、不良反应小，规范使用可以有效避孕，避免意外怀孕，保护生殖健康。例如，口服避孕药可以调节月经、治疗月经紊乱、预防月经过多导致的贫血，避孕套可以预防性传播疾病等。

紧急避孕是在性交后使用，采用药物紧急避孕仅对这一次未防护的性交有保护作用，避孕的有效率明显低于常规避孕方法，而且由于用药剂量高（一次紧急避孕的药量相当于8天的常规短效口服避孕药量），不良反应也明显高于常规避孕约。因此，不能用紧急避孕来替代常规避孕，必须坚持常规避孕方法，保护生殖健康。

（六）错过紧急避孕时间的处理

如果错过紧急避孕的时间，还可以到医院采用黄体期避孕或催经止孕的方法防止非意愿怀孕，但也有一定的失败率。

（七）避孕方法的选择

1. 未婚育龄人群

未婚育龄人群应遵循短效、可逆、不影响生育、不易造成感染的原则选择避孕方法。推荐使用方法依次为避孕套、口服短效避孕药、外用避孕药（避孕膜、避孕膏、避孕栓）、紧急避孕方法。尽量避免使用紧急避孕方法。

2. 新婚期夫妇

新婚期夫妇因性生活时间较短且较频繁，推荐使用方法为避孕套、短效口服避孕药、外用避孕药（避孕膜、避孕膏、避孕栓）。对无避孕措施或避孕措施失败又不准备生育的，应及时使用紧急避孕措施。不宜使用长效避孕针、宫内节育器、皮下埋植剂、结扎等。

3. 哺乳期育龄女性

哺乳期女性由于月经未恢复但已可能开始排卵，容易忽视及时避孕，故意外怀孕比例高，避孕时应考虑选择安全、高效、不影响乳汁分泌和婴儿生长发育的避孕方法。推荐使用方法为避孕套、迪波普维拉（单方孕激素避孕针）、放置宫内节育器。不宜使用含雌激素的避孕药。

4. 生育一个孩子后的育龄人群

生育一个孩子后的育龄人群由于需要较长时间避孕，生殖道已恢复，宜选择安全、高效、简便、可逆、对性生活无影响的长效方法。推荐使用方法为放置宫内节育器、皮下埋植剂（对生殖道感染、子宫畸形或不宜放器者可用）、口服及注射避孕药、避孕套。

5. 生育两个或以上孩子后的育龄人群

生育两个或以上孩子后的育龄夫妇一般不打算再生育，不希望发生意外怀孕，应长期避孕直到退出生育期，宜选择简便、安全、高效、长期，或可终身使用的避孕方法。推荐使用方法为结扎（男性结扎、女性结扎）、放置宫内节育器、皮下埋植剂等。

6. 患肾病的女性

肾脏是人体的排泄器官，当肾脏发生病变时，其排泄功能受到影响，此时服用避孕药后会加重肾脏负担，还会造成体内药物蓄积过多，促使病情恶化。因此，患肾脏病的女性不宜使用避孕药。肾病患者抵抗力低下，易发生感染，放置宫内节育器属于侵入性操作，应该尽量避免。因此，患肾脏疾病的女性最好选择避孕套、阴道隔膜及外用避孕药（膜、膏、栓）。

7. 患肝脏病的女性

在肝功能不良时，药物的代谢作用减弱，容易造成蓄积而加重肝脏负担，使病情恶化，故肝病患者不宜使用避孕药；另外，肝功能不良时，机体的凝血功能受到影响，容易引起出血，不宜放置节育器。因此，患肝脏病的女性最适宜使用避孕套、阴道隔膜及外用避孕药（膜、膏、栓）。

8. 患心脏病的女性

患有心脏病的女性，心脏功能好的，可以服药避孕；心脏功能较差或有过心力衰竭的，为减少怀孕的机会，减轻心脏负担，最好进行结扎手术，这样比较安全可靠。患严重心脏病的女性不适合放置宫内节育器，因为放器手术和放器后产生的反应，对患严重心脏病的女性有一定影响。对于患有特别严重的心脏疾病不能作结扎手术者，最好由男、女双方采用工具避孕法，如避孕套、阴道隔膜或外用避孕药等综合措施。

9. 患阴道炎、宫颈炎和宫内感染的女性

患阴道炎、宫颈炎和宫内感染的女性不宜放置宫内节育器。因为放器过程中，可能将阴道内或子宫颈上的细菌带入子宫腔，引起子宫内膜炎或盆腔炎。原患有盆腔炎的女性，放器后可能使病情加重。阴道炎和宫颈炎患者也不宜使用阴道环、阴道隔膜避孕。患阴道炎、宫颈炎和宫内感染的女性，可使用短效避孕药；也可以使用避孕套，既可以避免怀孕，又可以防止将阴道内的病菌传染给对方。

10. 患结核病的女性

结核病是一种慢性呼吸道传染病。不适宜怀孕的结核患者如发现意外怀孕，应在 6 周内做人工流产。结核病需长期服用抗结核药物治疗，有些抗结核药物如利福平、异烟肼，对避孕药有抵抗作用，同时服用两种药物会减弱避孕的疗效，导致避孕失败，故患结核病的女性不宜服用避孕药避孕。患结核病的女性最适宜使用避孕套、阴道隔膜和外用避孕药等方法避孕，对结核病无不良影响；也可用宫内节育器避孕，但肺结核患者的体质较差，放器后如果阴道流血过多，应及时取出，以免影响结核的治疗和康复。

11. 患子宫肌瘤的育龄女性

患有子宫肌瘤的育龄女性，在怀孕或口服雌激素时，肌瘤可能增大，应慎用口服避孕药、注射避孕针、皮下埋植剂等方法避孕，可以采用避孕套和阴隔膜等方法避孕。对于未影响子宫腔形态的子宫肌瘤患者，也可经医师评估后选用宫内节育器避孕。

12. 月经不正常的女性

月经不正常者，要根据月经情况选择适宜的避孕方法。例如，月经周期不规律及量多者均可用短效口服避孕药；月经过多的女性，还可选择短效、长效避孕药或含孕酮等药物的活性宫内节育器，以减少出血；月经过少或经常闭经者不应选用避孕药，以免长期闭经，可放置宫内节育器。无论是哪一种月经异常，都可采用阴茎套、阴道隔膜或外用避孕药。

二十三、有准备、有计划地怀孕

（一）年龄

现今很多妇女在 30 ～ 40 岁之间生育，而生育年龄对胎儿的健康确实会有一定的影响，尤其 35 岁以上的妇女更要特别留意，因为 35 岁之后，妊娠并发症或胎儿先天性异常的机会大增，这些都是必须考虑的因素。只要能有健康的饮食及运动，年纪大的女性一样可以生下健康的婴儿。

（二）身体检查

做一次全身检查，看看自己是否身体健康、适合怀孕，超过 30 岁的妇女尤其需要在怀孕前进行一次这样的检查。积极预防、筛查和治疗慢性疾病和传染病。对于有高遗传风险的夫妇，须在医师指导下做好相关准备，提示孕期检查及产前检查中可能发生的情况。

（三）牙齿检查

在孕期进行牙齿手术，可能会对腹中胎儿不利，故在孕前最好能检查牙齿。补牙、拔牙、手术，都可在怀孕前进行。

（四）适度的运动

适度的运动可以减低怀孕和生产时的不适感，并有助于生产后身材的恢复。

（五）接种疫苗

接种风疹疫苗、乙肝疫苗、流感疫苗等，及时对病毒及传染性疾病已感染情况采取措施。

（六）避免不良因素

避免接触生活及职业环境中的有毒有害物质（如放射线、高温、铅、汞、苯、农药等），避免密切接触宠物。

咖啡、茶、巧克力、可乐或其他类似饮料均含有咖啡因，为了避免对胎儿产生不良影响应减少摄入。每天摄入不可超过以下数量：2杯咖啡或2.5杯冲泡式咖啡、4杯中浓度茶、4杯热巧克力、6杯可乐。

（七）远离香烟、乙醇

如果你或你的伴侣有吸烟的习惯，请在孕期禁绝吸烟，因为吸烟可导致早产、胎儿重量不足、婴儿呼吸系统疾病、婴儿猝死等。至于乙醇，医学界证实乙醇会对胎儿造成伤害，包括流产、早产或婴儿有智力障碍。

（八）慎用药物

很多药物都会对胎儿甚至孕妇造成危害。因此在进食任何药物前，都应征询医师的意见，并确定有无怀孕。服用口服避孕药者，要在停服2个月后方可受孕。

（九）注意饮食

1. 增加蛋白质的摄入

计划怀孕的夫妇应增加蛋白质的摄入量。蛋白质是人类生命的基础，是脑、肌肉、脏器最基本的营养素，占总热量的 10% ～ 20%，平时每天每千克体重需摄入 1.0 ～ 1.5 g，而现在要增加至 1.5 ～ 2.0 g，故应多进食肉、蛋、奶、豆制品等。

2. 增加钙的摄入

钙是骨骼与牙齿的重要组成成分，怀孕时的需要量约为平时的 2 倍。如果孕前摄入钙不足，怀孕以后孕妇因失钙过多可致骨质软化症、抽筋，胎儿易可发生佝偻病、抽筋。故孕前开始补钙，且钙在体内贮藏时间较长，对孕期有好处。孕前应多进食含钙丰富的食品，如鱼类、牛奶、绿色蔬菜等。

3. 增加铁的摄入

铁是血色素的重要组成成分，一旦缺乏就会发生贫血。怀孕期间，孕妇血容量较非孕时约增加 30%，亦即平均增加约 1 500 mL 血液，加之胎儿生长发育每天需从母体吸收约 5 mg 铁质，故孕妇如不注意补铁，极易发生贫血。铁在体内可贮存 4 个月之久，在孕前 3 个月即开始补铁很有好处。牛奶、猪肉、鸡蛋、大豆、海藻等均含有丰富的铁，还要用铁锅炒菜做饭。

4. 补充锌

锌是人体新陈代谢不可缺少的酶的重要组成部分。缺乏锌可影响生殖系统功能，导致女性闭经及男性无精、少精，还可影响生长发育，致使身体矮小，故孕前应多吃含锌的食物，如鱼类、小米、大白菜、羊肉、鸡肉等。

（十）工作及生活规划

怀孕是人生中的一件大事，应该要做好计划，不但要为提供宝宝一个优质母体而做准备，还须考虑到经济状况、双方的生涯规划、工作的调整、居住环境、是否请保姆等。

（十一）保持心理健康

保持心理健康，解除精神压力，预防孕期及产后心理问题的发生。

二十四、意外怀孕

（一）意外怀孕的定义

意外怀孕是指已婚或未婚女性在心理、生理、社会、经济条件等诸多因素不成熟的情况下，无生育计划，又未有效避孕的怀孕。一旦意外怀孕，一般多选择人工流产终止妊娠，无论以何种形式终止妊娠，均会给身体和精神带来创伤。因此，必须提前作好准备，防止意外怀孕。

（二）意外怀孕的预防

造成意外怀孕的一大部分原因来自男女双方在避孕方式上的选择不当，如采用安全期避孕法、体外射精避孕法和盥洗阴道避孕法等不易掌握或不可靠的避孕方式，容易导致避孕失败而意外怀孕。还有一部分未婚青年，发生性生活时，还不知道如何避孕，发生了意外怀孕。

防止意外怀孕，消除侥幸心理、树立防范意识是关键。一次性生活也可导致怀孕，每次性生活前都要做好避孕的准备。如前所述，目前针对不同人群可提供使用的避孕方法很多，育龄男女青年应提前向医师咨询，根据自己不同的年龄、生理阶段、身体状况和社会条件选择高效的避孕方法，以防止意外怀孕。

（三）早孕试纸

早孕试纸（验孕试纸）是协助临床判定妊娠的一种比较有效的手段，检测原理是通过检测尿液中人绒毛膜促性腺素（human chorionic gonadotropin，HCG）的浓度，来确诊妇女是否怀孕。怀疑意外怀孕者可到正规药店购买，使用早孕试纸自行进行检测。

HCG 是受孕妇女妊娠期由胎盘产生的一种糖蛋白，一般在怀孕几天后会出现在尿液里，但由于量少，开始不易测验出来，直到受孕后 10 ～ 14 天才变得明显。虽然许多种早孕试纸上都表明女性在错过正常经期 1 天之后便可做怀孕自测，但实际上，不是所有怀孕女性排放 HCG 的速度和数量都相同，这是因人而异的。过早地做尿液测试，所呈现的阴性反应可能并未反应实际情况。所以，最好在月经期迟来7 ～ 10天后再做怀孕自测，这样结果会可信些。

1. 早孕试纸检测方法

（1）在进行测试前必须先完整阅读使用说明书，使用前将试剂和尿样标本恢复至室温（20 ～ 30 ℃）。

（2）从原包装铝箔袋中取出试剂条，在 1 小时内应尽快使用。

（3）留下自己晨起的第一次尿液，依据型号进行操作（尿液不得直接浸湿观察区）。①条型：将试纸白色一端浸入尿液中（液面不得超过横线），保持 10 秒钟。②卡型：直接将尿液滴至加样孔，2 ～ 3 滴（尿液不得直接浸湿观察区）。③笔型：直接将尿液淋至加样区，保持 5 ～ 10 秒。

（4）将试纸平放于干净平整的台面上等待观察结果。

（5）等待紫红色条带的出现，测试结果应在 3 分钟时读取，10 分钟后判定无效。

2. 早孕试纸结果说明

（1）阳性：出现 2 条红色条带。一条位于对照区 C，另一条位于检测区 T，表示已怀孕。

（2）阴性：仅在对照区 C 出现一条红色条带，在检测区 T 无红色条带出现，表示未怀孕。

（3）无效：5 分钟在对照区 C 无红色条带出现，提示测试失败或试纸已失效。

想要准确的知道自己是否怀孕，建议前往医院进行早孕检查，明确怀孕结果，推算怀孕天数，如果确认不想要，就需要选择恰当的时间终止妊娠，便于后期身体恢复。

（四）妊娠的"去"或"留"

新婚后避孕失败或因未用避孕措施而造成计划外妊娠者，应根据具体情况，听取医务人员意见，决定妊娠的"去"或"留"。

原则上，对以后要求生育的妇女，应尽量避免人工终止妊娠。因为人工终止妊娠，尤其是妊娠月份较大的引产，容易引起损伤、出血或感染，危害性更大。有些妇女在事后还有可能遗留一些疾病，如盆腔感染、宫腔粘连、子宫内膜异位等，甚至会丧失生育功能而遗憾终生。一旦决定终止妊娠，应尽早施行人工流产以减少对健康的影响。人工流产只能作为偶尔发生计划外妊娠时的补救措施，千万不能作为节育的主要手段。人工流产次数越多、间隔越短，发生并发症和后遗症的机会越大，只有认真落实好避孕措施且坚持正确使用，才能有效地预防计划外妊娠。

至于计划内妊娠中，因感冒、发热、咳嗽、腹泻等用过某些药物，恐惧影响胎儿发育而要求人工流产者，如孕妇确诊已患有风疹或弓形虫病等，应采取人工流产，否则应根据其发病情况、药物品种、剂量和用药时间的长短，再结合孕周大小、孕妇本身年龄及受孕能力等综合因素慎重考虑。原则上对未生育过的妇女，以不做人工流产为妥。

（五）意外怀孕的处理方法

1.选择恰当的时间进行人工流产

很多人觉得早点做人工流产早点解决烦恼，但其实太早做人工流产，胎儿刚刚发育，还非常小，容易发生空吸或漏吸，导致手术失败或流产不全。如果发生不全流产的情况，则需要二次清宫，不仅麻烦，还多遭一回痛苦。而过晚做人工流产又会因为天数太多、孕囊较大，相对出血多，损伤大。

药物流产的最佳时间是怀孕后49天内，人工流产在怀孕后35～70天内做最好，胎儿越大手术的风险越大，对女性健康的影响也就越大。由于每个人的体质不同，在人工流产的时间选择上也可能存在一定的偏差，因此发现自己意外怀孕后，应该去正规医院进行检查，听取医师意见。医师会根据检查结果、怀孕时间等情况，为患者选择最适宜的流产方式，常见以下几种。

（1）在怀孕 49 天以内时，可以考虑进行药物流产或者是负压吸引人工流产终止妊娠。

（2）如果怀孕天数超过 49 天、不足 70 天，可以进行负压吸引人工流产，但不能做药物流产。

（3）怀孕天数超过 70 天，但是不足 90 天，可以进行钳刮手术终止妊娠。

（4）如果怀孕天数超过了 90 天，不能再进行人工流产，只能做中期引产手术。

2. 选择正规的医院进行手术

如果意外怀孕，不要慌张，也不要因为害羞而拒绝去医院检查，在家自己买药流产或者到不正规的诊所做人工流产手术，都是不靠谱的，不要拿自己的身体开玩笑。

一定要慎重做出抉择，把握人工流产的较佳时间，到正规医院进行全面检查后，听从医师的建议选择合适的人工流产方式，尽可能减少产道及子宫的损伤，保护女性再孕能力。

人工流产只是意外怀孕后的一种补救措施，并不是一种避孕方式，如果女性朋友还没做好当妈妈的准备，一定要做好避孕措施。

3. 注意事项

人工流产术前 1 周内应避免性生活，术前 1 天要洗澡、更衣，避免着凉和感冒；手术当天早晨禁食或喝点糖开水；体温超过 37.5 ℃时应改日手术；手术时要与医师密切配合，不要过度紧张。

流产后应注意在观察室休息半小时左右，注意出血或其他情况，无异常方可离去。2 周内或血未净前禁止盆浴；1 个月内禁止性生活；如无禁忌证时，可同时放置宫内节育器；如有异常情况，随时就诊处理，1个月后应随诊一次。人工流产术后应该休息2周，前3天最好能卧床休息，切不可过早地从事体力劳动或体育锻炼，防止劳累过度。如果出现阴道出血量多、腹痛、呕吐或发高烧等情形，应立即找专业医师诊治。保持外阴清洁，勤换内衣，卫生用品，禁止坐浴。多吃富含蛋白质、维生素和无机盐的食品，尤其要补充足够的铁，消除贫血症状。一般来说，无论是药物流产还是手术流产后，最好要等1年后再怀孕为好。

（六）人工流产后的避孕

人工流产不是避孕措施，而是避孕失败后的一种补救办法，多次人工流产会影响身体健康，因此人工流产后要坚持避孕。采用何种避孕方法，应根据个人的具体情况来选择。如准备采用宫内节育器避孕，可在人工流产的同时放置节育环；如准备使用避孕药，可在术后立即服用口服短效避孕药或选用外用避孕工具。多次避孕失败的女性，如不准备生育，最好使用长效、安全的避孕方法，如放置宫内节育器、皮下埋植或做绝育手术。

二十五、影响婚育的疾病

（一）精神病与婚育

1.精神分裂症

由于精神分裂症患者在发病期间丧失责任能力和自控能力，又在服用大量的抗精神病药物，而这些药物有些可致胎儿畸形，加之结婚时的心理和生理负担有可能加重病情。

（1）精神分裂症在病情发作期有攻击危害行为的，不宜结婚。

（2）对频繁发作、功能明显衰退的患者，应劝阻结婚。

（3）处于发病期的精神分裂症患者应暂缓结婚。原则上应待其病情缓解，且至少稳定2年，才可以结婚。

（4）如男女双方均为精神分裂症患者，应劝阻婚配，因为其子女患精神病的概率极高。如仍坚持要结婚，则应建议不宜生育，采取绝育或可靠的避孕措施。

（5）精神分裂症患者病情稳定 2 年以上可以结婚，如果一、二级亲属中有精神分裂症患者，不宜生育。

（6）精神分裂症患者病情稳定 2 年以上，且一、二级亲属中没有精神分裂症患者，可以结婚生育。

（7）对于病情稳定未满 2 年，但双方知情，结婚对病情恢复有利的精神分裂症患者，若坚持结婚，应充分尊重受检双方及其法定监护人的意愿，提出"建议采取医学措施，尊重受检者意愿"的医学意见，告知康复、治疗的建议。

（8）妊娠和分娩可使体内的生理和生化过程发生改变，从而使复发的机会增多，可高达 46.6%。因此，仍接受抗精神病药物治疗的对象，应采取可靠的避孕措施。一旦怀孕，应建议终止妊娠。对于妊娠期复发的患者，也应建议在医学允许的情况下终止妊娠。

2. 躁狂抑郁症

由于躁狂抑郁症患者在发病期间丧失责任能力和自控能力，又在服用大量的抗精神病药物，而这些药物有些可致胎儿畸形，加之结婚时的心理和生理负担有可能加重病情。

（1）躁狂抑郁症在病情发作期有攻击危害行为的，不宜结婚。

（2）对频繁发作、功能明显衰退的患者，应劝阻结婚。

（3）在发病期内应暂缓结婚。一般认为，病情缓解后至少稳定 1 年以上（包括还在服药期）结婚较为妥当。

（4）双方均患本病，或一方患本病另一方患其他精神病者，应劝阻婚配；如仍坚持要结婚，则应建议不宜生育，采取绝育或可靠的避孕措施。

（5）躁狂抑郁症患者病情稳定 1 年以上，可以结婚，属多基因遗传者，如果一、二级亲属中有精神分裂症患者，不宜生育。

（6）属于常染色体显性遗传患者，不宜生育。

（7）属于 X 连锁显性遗传患者，男性患者可生男，不宜生女；女性患者不宜生育。

3. 原发性癫痫

结婚本身并不会影响癫痫的病情，但双方应对病情有所了解，以免影响婚后感情。虽然有时妊娠可使癫痫发作暂时或永久停止，但通常在妊娠过程中癫痫的发作次数大多更加频繁而严重。癫痫本身不会引起不孕、流产或早产，如果在分娩时发作常可引起产程延长、胎儿窒息。此外，孕妇常服用预防及控制癫痫发作的药物，如苯妥英钠，其新生儿畸形的发生率将明显增高，还可以发生死胎。双方均为原发性癫痫患者或一方为患者，且一、二级亲属中有患者，不宜生育。

（二）指定传染病与婚育

1. 病毒性肝炎

（1）急性病毒性肝炎：在传染期应暂缓结婚，最好在肝功能恢复 3 ～ 6 个月后结婚。由于甲型肝炎和戊型肝炎不会演变为慢性肝炎和病原携带者，肝功能恢复后不影响患者婚育。

（2）慢性病毒性肝炎和病毒携带者：乙型肝炎、丙型肝炎和丁型肝炎可转为慢性肝炎，具有慢性携带者。由于乙型肝炎在我国发病率比较高，以乙型肝炎为例。①非活动性乙型肝炎表面抗原携带者：血清乙型肝炎表面抗原阳性、乙型肝炎 e 抗原阴性、乙型肝炎 e 抗体阳性或阴性，HBV DNA 检测不出，谷丙转氨酶在正常范围，不必限制其结婚生育。②慢性 HBV 携带者：血清乙型肝炎表面抗原和 HBV DNA 阳性，乙型肝炎 e 抗原或乙型肝炎 e 抗体阳性，但血清谷丙转氨酶和谷草转氨酶均在正常范围，这些对象由于

HBV DNA、乙型肝炎 e 抗原阳性，提示 HBV 复制活跃，传染性较大，建议暂缓结婚，但由于抗病毒治疗周期长，治疗效果不确定，对象往往不能接受暂缓结婚的建议，可提出"建议采取医学措施，尊重受检者意愿"的医学意见。对于女性对象，孕前应该接受专科医师的评估。③慢性乙型肝炎：血清乙型肝炎表面抗原和 HBV DNA 阳性，血清谷丙转氨酶持续或反复升高，应暂缓结婚，积极治疗肝功能正常后结婚。对于有些已经治疗，但血清谷丙转氨酶仍长期异常者，可提出"建议采取医学措施，尊重受检者意愿"的医学意见。女性患者孕前应该接受专科医师的评估。

对慢性病毒性肝炎和病毒携带者，在婚前卫生咨询时除根据不同的检查结果提出婚育指导意见外，还应告知对象采取相应的医学防治措施，如使用安全套；戒烟酒，合理营养，避免过劳；定期复查肝功能、甲胎蛋白、肝脾超声检查；一方乙型肝炎表面抗原阳性，另一方乙型肝炎表面抗体阴性应注射 HBV 疫苗，预防婚后因密切接触可能引起的感染等。

2. 肺结核

活动性肺结核者，应适当隔离，积极进行抗结核治疗，待肺部活动病灶消失，痰菌阴性后再安排结婚。

妊娠和分娩患者抵抗力降低，偶尔可能诱发血行播散型肺结核。许多抗结核药对胎儿有影响，肺结核妇女妊娠，结核化疗的用药要兼顾母婴两个方面，会有许多矛盾。因此，患肺结核的妇女也应先彻底治愈，再择时生育。

少数肺结核妇女，虽然结核病得到控制，但已存在严重心、肺功能不全，对于她们是否可以妊娠和什么时候可以妊娠，必须充分听取专科医师的意见。

3. 淋病

确诊为淋病者应暂缓结婚。经正规治疗后 7 天，临床症状及体征全部消失，分泌物培养淋球菌阴性，可判定治愈。治愈后可以结婚和生育。性伴侣应同时接受检查、治疗。

4. 梅毒

凡确诊为梅毒者应暂缓结婚。

各期梅毒在正规治疗后达到临床治愈（即症状和体征消失，但晚期梅毒后遗功能障碍及组织缺损者除外）及梅毒滴度（包括潜伏梅毒）下降 4 倍以上（即下降 2 个稀释度，如从 1：16 降到 1：4 或从 1：32 降到 1：8）可以结婚。婚后仍需定期复查至梅毒转为阴性（即血清治愈），安排生育以梅毒转阴为宜。

一期或二期梅毒患者在治疗后 6 个月内，潜伏梅毒在治疗后 12 ～ 24 个月内，如梅毒滴度未下降 4 倍或出现升高，或潜伏梅毒有梅毒进展的症状和体征，说明治疗失败，需检查 HIV 抗体及脑脊液，再给予相应的方案治疗。

患者在一、二期梅毒或早期潜伏梅毒确诊之前的 3 个月内，如婚配对方曾与之有过性接触，虽梅毒检查为阴性，仍可能已被感染，应给予试验性治疗。

对于潜伏梅毒应引起重视，早期潜伏梅毒若不治疗，仍可能传染胎儿和性伴侣，也可发生二期复发梅毒或发展为晚期梅毒。

5. 尖锐湿疣

确诊为尖锐湿疣者应暂缓结婚。

本病经治疗去除疣体后容易复发，复发常发生在治疗后头 3 个月，故建议观察 6 个月左右，如无复发可考虑婚育。去除疣体并不能清除人乳头瘤病毒感染，其传染性究竟会持续多长时间，以及亚临床感染与外生性疣相比传染性是否相似，目前尚无定论。

6. 生殖器疱疹

生殖器疱疹患者在临床症状和体征未完全消退前应暂缓结婚。

本病是一种复发性、不可能彻底治愈的病毒性疾病，病程短于 12 个月者常出现无症状性排毒，并经性行为传播。应在排毒减少及无疱疹后考虑婚育为宜，如若结婚，性生活时应使用安全套。

7. 艾滋病

目前，本病是一种尚不可治愈、传染性强的致死性疾病，患者及 HIV 感染者为传染源。确诊为 HIV 感染或艾滋病患者原则上不宜结婚及生育；如坚持结婚，应尊重受检者的意愿，但在结婚登记前应向对方说明感染的事实，采取相应的医学措施。

8. 与优生有关的传染病

当某些传染病（如弓形虫病、巨细胞病毒感染、风疹等）发生在妊娠时会引起宫内胎儿感染，导致新生儿先天性疾病，或导致流产、早产、死产。

（三）重要脏器、生殖系统疾病与婚育

重要脏器和生殖系统疾病根据病情严重程度及特点，决定对婚育的意见。

1. 应当劝阻结婚的疾病

（1）未经治疗或未能彻底治愈的各种恶性肿瘤。

（2）经过治疗或未经治疗的各种转移性肿瘤。

（3）某些淋巴和造血系统的恶性肿瘤，如恶性淋巴瘤、白血病等。

（4）重要脏器慢性疾病进入不可逆进行性衰竭阶段，如肝硬化并发腹水、慢性肾衰竭、慢性阻塞性肺气肿并发慢性肺源性心脏病、慢性难治性充血性心力衰竭等。

（5）无法矫治的影响性生活的生殖器缺陷或疾病，如真两性畸形、先天性无阴茎、无睾丸等。

这些疾病结婚生育使病情更趋恶化，甚至缩短其生命期限，或影响正常婚姻生活时应劝阻结婚。若坚持结婚者，可提出"建议采取医学措施，尊重受检者意愿"的医学意见。

2. 建议避免生育的疾病

（1）女方患有各种恶性肿瘤。

（2）女方患有心脏疾病，如原发性肺动脉高压、继发性肺动脉高压、马方综合征等。

（3）暂时或永久劝阻生育的疾病。甲状腺功能亢进症、糖尿病、肾脏疾病、慢性肺源性心脏病、结缔组织疾病、心脏瓣膜病等，这些疾病一般不影响结婚。但是由于妊娠会加重病情，或疾病会对孕妇和胎儿产生不利影响，因此生育问题应慎重考虑，根据不同情况暂时或永久劝阻生育。

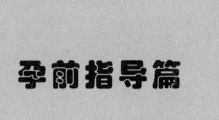

孕前指导篇

二十六、最佳受孕时机

（一）最佳生育年龄

年轻的夫妇一定要根据自己的具体情况，选择最佳的生育年龄。从生育科学的角度来看，最佳生育年龄女性为 23～25 岁，男性为 25～27 岁。然而，对于不同的新婚夫妇来说，往往受着诸多因素的制约和影响，因而不能绝对地说，除了在上述年龄阶段生育，就不算是理想的生育。相反，许多新婚夫妇越来越重视主客观条件的综合因素，以求得生育年龄的最佳适宜性。

特别是许多年轻夫妇，在事业处于关键时刻，把生育年龄稍稍推迟也是无妨的。又如有的夫妇一方或双方生殖系统的功能需要诊治，也不妨等完全康复后再生育。这样做也可以视为另一种意义的最佳生育年龄的选择。

未满 20 岁的年轻妇女生育的孩子体重较轻，较多早产。更重要的是有一些染色体异常也是比较多地发生在年轻妇女所生的子女当中，这些染色体异常的胎儿常常会生长发育不正常，或有明显的畸形。

因为高龄初产妇难产率比年轻初产妇显著增高，婴儿畸形率也显著增多，这对产妇自身和婴儿都十分不利。同时，有一种染色体异常，叫做唐氏综合征，也常与妈妈年龄过大（超过 35 岁）有关。这种病在 29 岁以下的妇女所生的婴儿中较少，30 ～ 39 岁所生的婴儿中则高达 1/300。

总之，适当的生育年龄靠夫妇灵活掌握。早和晚大致要有个参考标准为好。

（二）最佳受孕季节

新婚夫妇如果想要一个孩子，那么就应该选择合适的怀孕季节。一般来说，选择合适的怀孕季节，要考虑多方面的因素，其中包括能不能呼吸到新鲜空气、穿衣服行动等是否方便、蔬菜瓜果是否充足、能不能抵抗病毒感染等。如果有条件的话，最好能将几方面因素综合考虑，选择一个理想季节。

胎儿的大脑皮质在妊娠前 3 个月开始形成，4 ～ 9 个月发育最快，这时需要充分的氧气和营养。因此，最好把这一时期安排在春季或秋季，孕妇便可以多在室外散步以呼吸新鲜空气。若在秋季，还有丰富的新鲜蔬菜和水果上市，孕妇可以充分地吸收营养。所以说，夏天或冬天受孕都是最好的季节。

如果准备怀孕，最好抓住 7 月、8 月、9 月这 3 个月，因为这段时间各种新鲜的蔬菜瓜果大量上市，准妈妈可以获取丰富的营养。而且，此时风疹、流感等流行性病毒感染的发病率比较低。宝宝刚好在来年的 4 ～ 6 月份出生，气候温和，有利于新妈妈身体恢复和宝宝的喂养、护理。

冬末春初是一些疾病流行的时期，病毒性传染病较多。病毒可以引起胎儿的先天性缺陷。怀孕的前 3 个月是胚胎的敏感期，如果受病毒感染，容易导致畸胎。因此，从健康方面来考虑，最好不要在冬末春初怀孕。

综上所述，夏、秋季怀孕既可使胚胎在前 3 个月避开流行性病毒感染，又有利于孕妇多在室外散步，充分吸收氧气，还有大量的水果蔬菜供应，以保证母子合理的营养结构和营养量。春季分娩为产妇和婴儿提供了良好恢复和生长的气候条件。所以，夏、秋季可以说是最佳的怀孕季节。

除了考虑上述几方面的因素外，育龄妇女及家人还要考虑自身的特殊条件，况且怀孕的季节理想与否也不是绝对的。即使不在夏、秋季怀孕，但只要注意改善不利条件或注意弥补不足也可以生出一个健康聪明的宝宝。

（三）最佳受孕时机

最佳受孕时机是优生的必要条件之一。为了确保受孕成功，应从以下方面加以注意和准备。

1. 从新婚起测量基础体温

每天清晨起床前，女方应先用体温计测量一下基础体温。在坚持每天测量的基础上掌握体温下降和复升的时间，以确定排卵日期。基础体温测量方法如下：早上醒后，在身体不做任何动作的情况下，用温度计测出口腔温度。将测出的体温数标在基础体温图表上。用线把一个月的体温数连接起来，形成曲线，由此曲线判断出是否正值排卵期。注意每天要在同一时间进行测量。女性的基础体温是对应着月经周期变化的，这是因为孕激素的作用。孕激素的分泌活跃时，基础体温上升；孕激素不分泌时，则出现低体温。正常情况下，从月经开始那一天，到排卵的那一天，因孕激素水平较低，而一直处于低体温，一般为 36.0 ～ 36.5 ℃；排卵后，卵泡分泌孕激素，基础体温上升到高温段，一般在 36.8 ℃左右。从低温段向高温段移动的几天，可视为排卵日，这期间性交，容易受孕。

2. 排卵期前应减少性生活

在排卵期前应减少性生活的次数，使男方养精蓄锐，以产生足够数量的高质量精子。

3. 注意夫妻双方的衣着

在计划受孕的日期以前，男女双方均不宜穿紧身裤，如尼龙裤、牛仔裤等。因为这些织物透气性差，容易给病菌形成滋生地，使妇女阴道细菌增多，直接影响受孕成功；男方则使睾丸压入腹部，增加了睾丸的温度，从而生精功能能减退。在这种情况下受孕，畸形儿或有先天性缺陷儿出生率会增高。

4. 戒酒和禁烟

饮酒后受孕胎儿畸形、智力低下的较多，严重影响优生和自己后代的幸福。因此特别是受孕前应戒酒。吸烟对受孕及胎儿发育都非常不利。

5. 注意环境、心理因素影响

夜深人静、恩爱缠绵之时，是最好的受孕时机。所以，只要夫妻在行动、情感等方面都达到高度协调一致的时候，同房怀孕出生的孩子就会集中双亲的身体、容貌、智慧等方面的优点。智力较高的孩子的父母常常是文明的，彼此情投意合、体贴关心的。

6. 选择生物钟优生法

生物钟又叫生物节律或生物节奏。它是生物体随时间（昼夜、四季等）做周期性变化的一种生理现象。这种生理现象是由环境作用于生理功能形成的，它受中枢神经的制约。人的性格、体力和智力，有着周期性的波动节律，在每1周期中，高潮和低潮按一定规律交替出现。

人的情绪生物钟，周期为28天；体力生物钟，周期为23天，智力生物钟，周期为33天。3种生物钟密切相关，互相影响。当三者都处于周期线上时，人体处于最佳状态，如能在夫妻双方的三条周期线均处于高潮时受孕，孩子很有可能在情绪、体力和智力三方面发展都较好。

（四）最佳受孕阶段

女性在每个月经期中，可能怀孕的时间仅5天左右。同时女性生殖细胞卵子在输卵管里的寿命仅12～36小时。而精子即便处在良好的宫颈黏液环境中也只能存活3～5天，受孕通常也只能发生在性交后的24小时里。因而掌握判断易受孕时机是很重要的，应选择排卵期性交。所以，有必要了解妇女体内排卵现象的症状和体征。这些症状和体征主要有月经周期的长短，宫颈黏液的变化，宫颈本身的改变，基础体温上升以及身体其他部位物理性状的变化等。

1. 月经周期并不完全相同

月经周期多数在 21 ～ 35 天。排卵则发生在下次月经周期前 14 天左右。由此就可以推算出自己的最易受孕期。

2. 宫颈黏液的变化

在排卵前，卵巢分泌的雌激素不断增加。雌激素促进宫颈分泌出潮湿、滑润、富有弹性、清亮或白色的黏液，犹如蛋清状。这些黏液会经阴道流出。它们可以过滤异常精子，为健康的精子提供营养和通道，引导精子经过宫颈、子宫而进入输卵管。虽然不同的月经周期易受孕型黏液出现的时间不尽相同，但如果保持记录，就会发现和了解易受孕型黏液的基本特征和出现规律。易受孕型黏液的出现，标志着当时的女性正处于易受孕期。如果要求避孕在这个阶段就要禁止性生活，如需同房一定要采取有效的避孕方法。如果希望怀孕最易受孕的时机是在易受孕型黏液出现的最后 2 天里，这时同房受孕率最高。排卵之后，宫颈会分泌出很稠的黏液，并形成黏液栓，仅有少许、甚至没有黏液从阴道排出。阴道入口处也呈干燥状态或仅有少许的黏稠感。在排卵后的这个阶段，阴道内环境呈酸性，不利于精子存活。若阴道口连续干燥3 天后，就能确信排卵已经发生，卵子已经死亡。

3. 宫颈本身的改变

排卵期宫颈上升约 2.5 cm，并且变软，宫颈口微微张开。这与宫颈黏液的变化是一致的，也是女性身体提供的另一排卵信息。

4. 身体其他部位物理性状的变化

在月经周期中，因血液中雌激素、孕激素含量的波动，妇女身体其他部位也可能出现一些变化。其主要有以下几种：腹部一侧触痛、刺痛或剧痛；下腹刺痛或剧痛，也称为"月经间痛"，经常发生在接近排卵时；少量出血或宫颈黏液呈粉红色、咖啡色；排卵后出现一些综合症状，如头痛、背痛、全身疼痛、烦躁、乳房不适、下腹肿胀以及皮肤不适等。

（五）最佳受孕环境

性交时间与受孕有很大关系。女子在排卵期，往往阴道分泌物突增，性感增强，这是排卵的信号。卵子离开卵巢后，寿命一般是 1～2 天。精子在阴道酸性环境中至多能生存 8 小时，而进入子宫之后，则可生存 2～3 天。所以每个月经周期内要在排卵前后 2 天内性交，才有可能受孕。如果性交过少，则易失去受孕机会。而且性交过少时，还因精子在男性生殖道内积存过久，使其活力衰退而影响受孕机会。一般认为精子成熟后存活 28 天左右，故性交过少者死精子数目往往增多，影响受孕。反之，性交过频也可使精子数量减少或精子发育不全而影响生育。性欲不加节制，甚至纵欲无度，精气妄泄，就会导致肾虚，造成疾病。肾虚之人，精气不足，生成的精子数量少、质量差、活动能力弱，多不孕育，即使孕育，其子也禀赋脆弱，先天不足。女子多欲，同样耗泄阴气，阴血受损，后果也是一样的。因此，要提倡节欲健身，以养精蓄锐，增加精子和卵子的生命活力。

良好的环境能使怀孕妇女情绪稳定、乐观。在这期间受孕更有利于优生。最佳环境包括气候、周围的整洁清爽、空气清新，这有利于精卵结合着床和胎儿的发育成长。选择最佳环境条件，要求夫妻双方感情融洽，思想统一，步调一致，还要注意兼顾工作、学习等，在经济和物质方面做好必要的准备。良好的环境条件，不仅优孕所必需，也有利于优养、优教。

人类环境中有 4 种致畸因素：放射物、病毒、药物和化学污染物。在环境污染的影响下，正常细胞受到损坏和死亡都会导致胎儿畸变。化学污染物能直接殃及胚胎、胎儿和新生儿，也可间接地通过母体干扰胎盘和胎膜的正常生理功能，从而影响胚胎和胎儿。空气污染物中的一氧化碳、氮氧化合物、氢氰化合物、乙烯基氯化物、多环芳香族化合物等，都能抑制胎儿中枢神经系统的正常发育，引起畸形。在各类化学污染物中，镉、汞、铜、镓、铅、砷等金属，能使胎儿中毒和致畸，危害最大。

受孕最好在家中进行。家中比较安宁、卫生，夫妻对家庭环境又比较熟悉和放心，能做到精神放松、情绪稳定，利于优生。旅游怀孕不可取。因为旅途劳累、生活不宁，卫生条件也得不到保障，一旦怀孕，易出现先兆性流产和胎儿畸形。

优生除与环境中的噪声因素有关外，亦与不同的地理环境有关，当外界对妈妈的气压增大或减小时都会影响胎儿对氧的吸收，所以怀孕的妇女应停止潜水作业和去高原地带工作。

二十七、特殊情况女性的受孕时机

一般情况下，对女性怀孕时间没有特别的要求，但有以下情况的女性，选择适当的受孕时间，可避免对胎儿造成不良影响。

（一）使用长效避孕药的女性

使用长效避孕药的女性最好在停药 3 个月后怀孕，因为体内残留的药物可能对胎儿有影响。

（二）已放置宫内节育环的女性

取环后，等来过 2～3 次正常月经后再怀孕为佳。无论放置节育环时间长短，节育环对子宫内膜等有一定的影响，应让子宫内膜有一定的恢复时间。

（三）人工流产后的女性

人工流产后的女性建议 3 个月再怀孕，因为人工流产后子宫的恢复需 3 个月左右。

（四）剖宫产后的女性

剖宫产后的女性至少要 2 年以上才能怀孕。剖腹使子宫留下瘢痕，需要较长时间才能修复。如果术后过早怀孕分娩，容易发生子宫破裂、胎儿死亡和失血过多等一系列严重并发症，甚至危及母婴生命。

（五）患葡萄胎后的女性

患葡萄胎后的女性最好在血液中 HCG 转阴 2 年后再怀孕。

（六）接受腹部 X 线照射的女性

接受腹部 X 线照射的女性要过 4 周后怀孕较为安全。虽然每次 X 线对人体照射量很少，但却能损伤人体的生殖细胞，即使剂量很微小也可使卵细胞的染色体发生畸变或基因突变。

（七）长期服药的女性

由于各种药物的作用、排泄时间，以及对卵细胞的影响等各有不同，因此最好在医师指导下确定受孕时间。

二十八、错过婚前检查怎么办

如果错过了婚前检查，也不必太过担心，还可以通过孕前健康检查了解夫妇双方是否患有遗传性疾病和不宜生育的疾病，以及双方家族成员有无严重遗传性疾病。孕前健康检查是预防出生缺陷的第二道防线，计划怀孕的夫妇无论是否做过婚前检查，孕前需再次作全面健康检查，以了解怀孕前夫妇双方的健康状况。检查时间在怀孕前的 4 ～ 6 个月为宜。

二十九、做过婚前检查也要做孕前检查

不少计划怀孕的夫妇以为做过婚前检查就不必做孕前健康检查了，这里存在一些认识误区。婚前检查和孕前检查有相似之处，但还存在以下不同。

（一）检查目的不同

婚前检查的目的是发现不能或暂缓结婚的疾病，以及不宜生育的慢性疾病；孕前健康检查主要是了解计划怀孕夫妇的健康现状，查找影响生育的相关风险因素，以减少流产、胎儿畸形和妊娠期并发症等情况的发生。

（二）检查项目不同

孕前健康检查除了婚前检查项目外，还要了解夫妇的婚育史、子女的健康情况、有无环境毒害物接触史等；增加了血型、血糖、甲状腺功能、风疹病毒、巨细胞病毒、弓形体等实验室检查项目；还提供优生健康教育、咨询随访等服务。

（三）检查时间不同

婚前检查应在结婚前做，孕前健康检查最好在计划怀孕前 4～6 个月进行。

三十、孕前检查的准备

为了确保检查结果的准确性，计划怀孕夫妇在接受孕前健康检查前要做好如下准备工作。

（一）穿衣要适当

孕前检查中，女方检查项目必选的就是白带常规检查和彩超检查。白带常规检查时候，通常需要脱掉下半身的全部衣服。若是穿紧身的裤子，不容易脱掉，也是很麻烦的。彩超检查时，通常只需要露出肚皮即可。这个时候如果你穿的是连体裙子，就会造成尴尬的局面。所以，可以挑两件套的衣服，上半身一件，然后下半身穿容易穿脱的宽松裤子或者短裙等。

当做 X 线检查时，建议穿棉布内衣，不要穿带有金属纽扣的衣服、文胸，请摘去项链、手机、钢笔、钥匙等金属物品。已经怀孕或者是有可能怀孕的女性，请提前告知体检的医务人员，慎做 X 线检查。

（二）清晨要空腹

空腹的意思是不要喝水，不要吃饭。前一天晚上 8 点钟之后一般要求禁食，检查当天不要吃早餐，也不要饮水。这是因为有些检查项目结果可能会受到食物因素的影响（如血脂等各类抽血检查，粪便、尿液检查，肝、胆等消化道的超声检查等）。带一瓶纯净水，以便需要憋尿时随时喝水。带上早餐，抽血后再吃。

（三）早些到医院

因为医院里抽血一般都是要求 10 点半以前抽，超过这个时间可能就停止抽血。所以，尽量早些到医院挂号取单据。

（四）避开经期，忌盆浴，停房事

经期不适合进行妇科检查，经期做尿常规、B 超检查将影响结果准确性，最佳的检查日期是月经结束到排卵日之前这段时间。检查前一天不要洗盆浴，尤其不能清洗阴道，以免洗掉能诊断疾病的一些分泌物，从而影响检查结果。同时避免房事，检查前 3 ～ 7 天不要同房，因为男性的精液和避孕套上的杀精剂可能会混入白带标本中，影响结果的准确性。

（五）注意饮食、睡眠

在做孕前检查的前 3 ～ 5 天，饮食一要清淡，不要食用猪肝、猪血等含血性的食物。孕前检查的前一天晚上要避免大吃大喝，特别是不要饮酒，不要吃太甜、太咸的食物，以免影响次日的化验结果。适当早些休息，避免饮用浓茶、咖啡等刺激性饮料，以免影响睡眠。

（六）放松心情，不隐瞒病史

检查时如过分紧张，将影响某些检查如心率、血压等结果。在检查时，双方都应如实告知本人和家族相关病史，一并带上既往病历及所有检查结果资料，有利于医务人员正确判断。

这些单据指的是你平时去医院体检或者其他项目生病做过的检查单据。去医院做孕前检查时候，可以提供给医师，碰到不必要的项目，医师都会给你划掉不用再检查的。

三十一、孕前检查

（一）孕前检查的含义

孕前检查是指夫妻准备怀孕之前到医院进行身体检查，以保证生育出健康的婴儿，从而实现优生。孕前检查不同于常规体检，主要是针对生殖系统和遗传因素所做的检查。夫妻双方同做相关项目的孕前检查，是给孩子一生健康的基本保证。健康的宝宝首先必须是健康精子和卵子结合的结晶，所以男士也要做检查。

（二）孕前检查的时机

孕前检查最佳时间是怀孕前 3 ～ 6 个月。因为通过孕前检查发现疾病时有一定的治疗时间，还有监测时间，等病情完全治愈或者病情稳定以后才可以怀孕。比如有糖尿病、高血压等情况，需要合理服用药物调理，同时建议定期监测，看看病情稳定情况。

（三）孕前检查的流程

1. 登记申请

夫妻双方要带好结婚证、户口本、身份证到女方的户籍所在地进行登记与申请，通过计生办的审核并且成功批准了之后，才能去领取免费的孕前检查单。

2. 检查

夫妻双方要带身份证一起去指定的医院进行免费的孕前检查。在检查过程中，检查的项目比较多，除了对五官、身高、体重、血压的基本检查之外，还需要对肝功能、肾功能、血常规、染色体常规等进行检查。女性还需要做生殖系统检查、妇科内分泌检查、ABO 溶血检查等，男性则需要做精液常规检查、泌尿系统检查等。需要较长时间。

3. 查询结果

通常情况下，孕前检查很快就能拿到报告单，在领取完报告评估以后，夫妻双方就可以接受有关优生的咨询和指导。

4. 接受随访

在夫妻双方确定怀孕之后，会依照计划生育的服务或者是定点服务的机构来进行怀孕早期和妊娠结束时期的随访服务。因此，在怀孕的这段时期内，刚怀孕的妈妈有任何问题情况都可以电话咨询，从而保证达到优生优育的目的。

（四）孕前检查的内容

1. 孕前检查医师问诊内容

（1）年龄、职业、孕次、产次。

（2）月经情况、末次月经日期。

（3）结婚日期、配偶的健康情况、是否近亲结婚。

（4）双方直系亲属中有无患遗传病、高血压或糖尿病的人。

（5）是否生过畸胎。

（6）有没有过药物过敏史。

（7）有没有过难产史或流产史。

（8）本次妊娠的经过、有没有妊娠反应、反应程度。

（9）是否患过病毒性流感或出过风疹，曾经服用过什么药物。

（10）是否接触过有毒有害气体。

（11）有没有阴道出血、头昏、心悸、下肢水肿等情况。

（12）是否曾经患过传染病、心脏病、高血压、肝肾病等。

对于医师询问的任何情况，都应当一一如实、详细回答。因为医师会根据这些情况对胎儿及母体在妊娠期的健康做出必要的卫生指导。

2. 女性孕前检查的内容

（1）一般检查：如身高、体重、血压、心率测定，甲状腺触诊、心肺听诊、肝脾触诊、四肢脊柱检查等，内科、外科、骨科检查，耳鼻喉科、口腔科、眼科检查。

（2）实验室检查：血常规、肝功能、肾功能、尿常规、血型、大便常规、乙型肝炎血清学五项检测、血脂、血糖、甲状腺功能检测、优生四项（风疹病毒 IgG 抗体测定、弓形虫 IgM 和 IgG 抗体测定、巨细胞病毒 IgM 抗体和 IgG 抗体测定、单纯疱疹病毒）、葡萄糖 -6- 磷酸脱氢酶缺陷筛查、珠蛋白生成障碍性贫血筛查、梅毒螺旋体筛查、艾滋病抗体、性激素水平测定、尿沉渣分析。

（3）心电及影像学检查：心电图、高频乳腺彩超、B 超（肝、胆、脾、胰、双肾、膀胱、子宫附件）。

（4）妇科检查：妇科常规检查、白带常规检查、淋球菌、细菌性阴道病、宫颈液基细胞、沙眼衣原体、支原体。

（5）特殊检查：染色体（必要时，遵医嘱），有糖尿病、高血压、过度肥胖者还要进行相关的特殊检测，以保证妈妈和胎儿顺利地度过整个孕产期。

3. 男性孕前检查内容

（1）一般检查：如身高、体重、血压；内科、外科、耳鼻喉科、口腔科、眼科检查。

（2）实验室检查：血常规、肝功能、肾功能、尿常规、血型、大便常规、乙型肝炎血清学五项检测、血脂、血糖、甲状腺功能检测、优生四项（风疹病毒 IgG 抗体测定、弓形虫 IgM 和 IgG 抗体测定、巨细胞病毒 IgM 抗体和 IgG 抗体测定、单纯疱疹病毒）、葡萄糖 -6- 磷酸脱氢酶缺陷筛查、珠蛋白生成障碍性贫血筛查、梅毒螺旋体筛查、艾滋病抗体、性激素水平测定、尿沉渣分析、精液常规、精子形态分析。

（3）心电及影像学检查：心电图、B 超（肝、胆、脾、胰、双肾、膀胱、前列腺）。

（4）特殊检查：染色体（必要时，遵医嘱）。

（5）自觉睾丸发育可能有问题时，一定要先问父母，自己儿时是否患过腮腺炎、是否有过隐睾、睾丸外伤和手术、睾丸疼痛肿胀、鞘膜积液、斜疝、尿道流脓等情况，将这些信息提供给医师，并仔细咨询。

4. 检查项目

（1）高危因素评估：①详细询问计划要小孩夫妻的身体健康情况。②详细了解夫妻双方的既往史，包括家族病史、遗传病史、慢性疾病史等。③对育龄期女性，详细询问是否有过不良孕产史或分娩史、是否为瘢痕子宫。④详细了解准备妊娠夫妻的目前的职业、生活饮食习惯、工作环境、人际关系、运动以及劳动情况。

（2）体格检查：①测量血压、身高、体重，同时计算体质指数。②全面的体格检查，比如心肺听诊等。③常规妇科检查。

（3）必查项目：①血常规。②尿常规。③血型检查。④肝脏功能检查。⑤肾脏功能检查。⑥血糖检查，以空腹血糖为主。⑦乙型肝炎表面抗原筛查。⑧梅毒抗体筛查。⑨艾滋病筛查。⑩珠蛋白生成障碍性贫血筛查，主要包括生活在重庆、广东、湖南、湖北、四川、湖北等地区的人，其他地区通常为非必须检查。

（4）备查项目：①子宫颈细胞学检查，主要针对 1 年内未进行相关检查的女性。②优生四项筛查（TORCH 筛查，TO 代表弓形虫，R 代表风疹病毒、C 代表巨细胞病毒、H 代表单纯疱疹病毒）。③阴道分泌物检查，主要包括阴道分泌物常规检查、淋球菌、沙眼衣原体等检查。④甲状腺功能检测。⑤葡萄糖耐量试验，此项检查主要针对空腹血糖异常，可疑糖尿病女性但未确诊者。⑥血脂检查。⑦妇科超声检查，包括子宫及其附件检查。⑧心电图检查。⑨胸部 X 线检查。

（五）孕前检查的注意事项

（1）体检前一天不要饮酒，还要限制高脂高蛋白的摄入，防止使用对肝、肾功能有影响的制剂颗粒等。

（2）在做检查前 3 ~ 5 天，饮食要清淡，最好不要吃食猪肝、猪血等含血性之食物。而且检查前一日晚上 12 点以后，应完全禁食。

（3）做抽血及肝、胆 B 超检查的时候需要空腹。做膀胱、前列腺、子宫、附件 B 超检查时，切忌排尿，如无尿，还要饮水至膀胱充盈。

（4）X 线检查时，建议穿棉布内衣，不要穿带有金属纽扣的衣服、文胸，请摘去项链、手机、钢笔、钥匙等金属物品。怀孕及有可能怀孕之受检女性，应先告知健康检查服务人员，慎做 X 线检查。

（5）女性在做孕前检查时一定要避开月经期。

（六）孕前检查的意义

1. 有利于青年男女的健康

孕前有一次全面体检的机会，可以发现暂时不能结婚的疾病，如传染性肝炎、结核病、性传播性疾病、精神病、包茎、尿道下裂、处女膜闭锁等严重疾病，必须经过治疗，待病情稳定后再怀孕。

2. 有利于实现优生

目前遗传病有数千种，大部分还没有根治疗的办法。通过孕前体检可以及时发现男、女本人或双方家系中患遗传病的情况，并根据患者的具体情况进行优生指导。

3. 有利于胎儿健康成长

孕前检查和咨询对胎儿健康成长具有很重要的意义，孕前检查除可以发现一些明显的遗传病外，还可以通过检测血液，了解男女双方的血型能否匹配，以减少子代血液病的发生，以确保生一个健康、聪明的孩子。

4. 有助于接受健康指导

通过婚前检查可以了解男女双方的健康状况，精神状态及有关个人和家族先天性疾病、遗传病的情况，以便从发现的问题中针对性地进行宣传指导，提出不宜生育的建议。

三十二、孕前高风险人群

（一）女性年龄 > 35岁者

女性年龄 > 35 岁，受孕率降低、流产风险增加、妊娠合并症增多、自然分娩率降低、出生缺陷儿发生率增加等。因此计划怀孕的夫妇应该选择适龄年龄生育。

（二）自然流产连续发生≥2次者

自然流产连续发生 ≥2 次者，应及时诊断，明确病因，积极治疗。导致自然流产的原因很多，常见病因：①遗传因素，包括染色体异常和基因病。②内分泌因素。③解剖因素。④免疫因素。⑤感染因素。⑥高热疾病。⑦营养不良。⑧理化生物致畸物，不良生活方式。⑨严重创伤及精神心理障碍等。

对于复发性流产者，建议：①规律生活，均衡膳食，孕前 3 个月及孕早期适量补充维生素、微量元素，纠正营养不良状况。②保持心理健康。③避免接触致畸物。④积极治疗孕前检查发现的慢性疾病和传染性疾病。⑤赴上级医院做进一步的系统性检查和治疗。

（三）有不明原因出生缺陷儿史者

出生缺陷通常包括先天畸形、染色体异常、遗传代谢性疾病、功能异常，如盲、聋、智力障碍等，需要结合症状、体征、医学遗传学分析、实验室检查及医学影像学等辅助检查明确诊断。有不明原因出生缺陷儿史的，再次妊娠需要进行产前诊断，必要时给予医学干预。

（四）吸烟和二手烟暴露

吸烟与精子质量下降存在量效、时效关系，大量吸烟（日吸烟量超过20支）及长期吸烟（烟龄超过10年）可能是引起不孕的重要原因，同时还可引起流产、胎儿畸形等。计划怀孕夫妇务必戒烟，避免被动吸烟。

（五）肥胖症

身体质量指数（body mass index，BMI）≥28 kg/m^{2}为肥胖，肥胖症可使孕妇的高血压、妊娠期糖尿病、子痫前期等妊娠并发症发生率增高，过期妊娠发生率增高，剖宫产率增加，分娩时第二产程延长。

肥胖症会增加胎儿脊柱裂、大血管缺损、肠道异常等出生缺陷的发生率。患者应加强饮食控制和适当运动。建议女方体重控制在正常范围内再怀孕，如不能奏效，应增加叶酸的补充计量，建议0.8 mg/d，孕期注意补充维生素D。

（六）乙型肝炎患者及乙型肝炎病毒携带者

男性患者携带的乙型肝炎病毒（hepatitis B virus，HBV）通过感染宫腔或带入受精卵而感染胎儿，增加胎儿畸形、流产、早产、胎死宫内的风险。因此，女方准备怀孕前检测男性HBV DNA要在低水平。乙型肝炎使女性患者妊娠后胎儿畸形率增加近2倍，早产、流产、死胎的发生率明显增高，存在母婴垂直传播。感染HBV的女性在妊娠前应行肝功能、血清HBV DNA检测以及肝脏B超检查。最佳的受孕时机是肝功能正常，血清HBV DNA低水平，肝脏B型超声波无特殊改变。孕前若有抗病毒指征，药物首选干扰素，停药半年后可以考虑妊娠。

（七）糖尿病患者

糖尿病对孕妇的影响：①原有病情加重，甚至危及孕妇生命。②出现反复发作的外阴阴道假丝酵母菌病。③妊娠期高血压疾病发生风险增加。④感染的发生风险增加。

糖尿病对胎儿的影响：胎儿自然流产、早产、胎儿生长受损、足月小样儿、围产儿死亡、胎儿畸形、巨大儿或大于胎龄儿，以及新生儿患低血糖、呼吸窘迫综合征、产伤、高胆红素血症、低血钙、红细胞增多等并发症风险增加。糖尿病妇女应计划妊娠，在糖尿病未得到满意控制之前应采取避孕措施。糖尿病患者妊娠期饮食控制十分重要，药物治疗以胰岛素为主，要加强孕期全面检查。

（八）多发或有较大卵巢囊肿患者

单发卵巢囊肿较小者，一般不影响怀孕；但多发或较大者可能影响排卵、导致不孕，怀孕后易引起早期流产，妊娠中期易并发蒂扭转，妊娠晚期可导致胎位异常，分娩时可导致难产。有手术指征的卵巢囊肿，于孕前手术治疗。无手术指征的，可准备怀孕，定期随访观察，无须特殊处理。

（九）TORCH感染患者

孕妇于妊娠前 3 个月和妊娠后 3 个月感染弓形虫，主要会引起脑积水、脉络膜视网膜炎等，准备怀孕夫妇不应养猫犬，不吃半生肉或生肉，避免水源被畜类污染。

风疹病毒感染可引起流产、死胎、先天性心脏病等，风疹 IgG 抗体阴性，建议接种风疹减毒活疫苗，3 个月后再考虑怀孕。

巨细胞病毒感染可导致流产、死胎，胎儿畸形等，巨细胞病毒 IgM 抗体阳性时提示近期感染，暂不宜怀孕，须监测转阴后再准备怀孕。

梅毒螺旋体可以通过胎盘感染胎儿引起死胎或早产等，还可能分娩先天梅毒儿，发现梅毒，首选青霉素，要早期、足量、正规使用，追踪观察，彻底治疗，建议治愈 2 年后在专科医师指导下计划妊娠。

（十）重症或控制不佳的甲状腺疾病患者

促甲状腺激素异常是一类内分泌紊乱性疾病，孕妇合并甲状腺功能减退症可严重影响胎儿发育及妊娠状况，可导致流产、妊娠期高血压、低体质儿、早产、胎盘早剥等，并可影响胎儿智力发育。建议到综合医院进一步诊治，由产科和内分泌科医师评估是否适合妊娠及注意事项。

（十一）男女方血型不合者

女方 O 型血，男方非 O 型血，既往曾怀孕，可能发生 ABO 血型不合，ABO 血型不合一般对孕妇无明显影响，对胎儿的影响是易导致新生儿病理性黄疸。

女方为 Rh 阴性者，男方为 Rh 阳性，则可能发生 Rh 血型不合。Rh 血型不合易引起流产、早产、胎死宫内等不良妊娠结果。胎儿可因严重贫血、心力衰竭而死亡，或因大量胆红素渗入脑细胞引起胆红素脑病而死亡，即使幸存，其神经细胞发育、智力发育及运动功能等都将受到影响。建议加强孕期保健，密切监测 IgG 抗 A 抗体、抗 B 抗体、抗 D 抗体滴度变化。

三十三、孕前准备

为了生育一个健康的宝宝，计划怀孕的夫妇在怀孕前应做好准备工作。首先，夫妇双方应对各自的生活方式进行评估，戒除不良的生活方式，保持良好心情，以确保双方的生理和心理均处于最佳状态。孕前准备包括身体准备、精神准备和经济准备，这些准备最好在孕前 3 个月进行。

（一）身体准备

1. 戒烟

男女双方都应戒烟，孕妇无论是主动吸烟还是被动吸烟，都会对孕妇自身和胎儿造成危害。孕妇吸烟容易导致流产、早产、低出生体重，甚至造成胎儿宫内死亡、婴儿突然死亡；孩子长大后容易患哮喘，生长发育差，或学习有困难等。如果计划怀孕，最好戒烟，并远离吸烟的人，以避免被动吸烟。

2. 戒酒

如果长期饮酒，可能会影响怀孕。丈夫大量饮酒后性生活致妻子受孕，或孕妇饮酒，容易造成"胎儿酒精综合征"。患胎儿酒精综合征的孩子有严重的生长发育缺陷和永久性的精神发育障碍，智力低下。孕妇的饮酒量与胎儿酒精综合征的关系目前还不清楚，专家建议最安全的做法是孕妇滴酒不沾。

3. 避免接触环境中有毒有害物质

环境中有毒有害物质包括生活和工作中接触化学品、杀虫剂、清洁剂、油漆、重金属、放射线、药物、高温等，这些物质都可能存在一定程度的生殖毒性，引发出生缺陷。如果工作中要接触有毒有害物质，最好在怀孕前离开一段时间。在家中要避免有强烈气味的清洁剂、化学物或油漆等，如果新装修了房子，最好搁置半年以上再入住。

4. 均衡营养，合理膳食

合理安排饮食，少吃油腻食物或甜食，这些食品热量高、营养价值低，多食新鲜食物，少食腌腊制品。蛋白质、脂肪、糖类三大营养素的比例应接近 10：7：50。要尽量少喝咖啡、可乐、茶等，多喝白开水、牛奶、果汁。另外，要注意饮食安全，不吃生的或未煮熟的鱼、肉、蛋等；不喝未经消毒的牛奶；蔬菜、水果要彻底洗干净。增补叶酸或含叶酸的多种维生素。

5. 防治疾病

积极预防、筛查和治疗传染病及慢性疾病，不要带病怀孕。计划怀孕时应了解一些怀孕和优生优育知识，做孕前检查，以确定孕前健康处于良好状态。夫妇双方身体健康是孕育健康宝宝的基础。

6. 调整避孕方法

如在服用口服避孕药，或使用宫内节育器，最好在怀孕前 3 个月停药，或取出宫内节育器，改用避孕套避孕，让月经周期恢复到自然周期状态，有利于受孕和孕育胎儿。如在服用避孕药或带宫内节育器期间怀孕，应咨询相关医务人员是否可以继续怀孕。

7. 体育锻炼

适宜和适量的体育运动，可促进女性体内激素的合理调配，确保受孕时体内激素的平衡与受精卵的顺利着床，避免怀孕早期发生流产；可增强肌肉的力量，储备分娩所需的体力，减轻孕妇分娩时的难度和痛苦。可在孕前3个月做一些如慢跑、柔软体操、游泳、太极拳等运动，以提高身体素质，维持合理体重，为怀孕和分娩打下基础。

（二）精神准备

生儿育女是人生的一件大事，怀孕、分娩、为人父母，种种的生理、心理方面的改变，将会影响到孕妇和家人，在是否要小孩的问题上，夫妇双方一定要取得一致意见。要利用怀孕前的一段时间与伴侣沟通，讨论将会发生的变化和可能面临的挑战，为迎接新生命做好充分的精神准备。

1. 需做到的心理准备

（1）正确认识怀孕和生育：怀孕是由夫妻双方共同努力创造爱情结晶的行为，是巩固爱情的纽带。孕前夫妻双方就要对怀孕后的生活变化有足够的认识和充分的思想准备，不能因为怀孕后的诸多不便，而把"爱情的纽带"转化为"战争的导火索"。否则，在等待小生命到来的日子里，爱情的甜蜜也荡然无存。学习一些基础的孕育知识，有利于帮助年轻夫妇树立自信。

（2）善于调整心理状态：避孕失败或有过失败孕产史的女性，对受孕都会心怀恐惧，这个时候，男性要积极主动地引导对方走出心理阴影，不然，消极思想一旦萌芽，会使女性精神压抑而排斥受孕。在这种条件下即使受孕成功，也会对胎儿产生不良影响，不利于胎教。作为女性，也应及时消除对受孕的排斥、恐惧情绪，建立对怀孕生育的正确认识。孕育、繁衍新生命本身就是生命的延续，是一种伟大的行为，更何况是和你爱的人一起孕育一个小生命呢，所以，你的内心应该充满神圣与幸福才对。同样，如果每个女性都能以一颗感恩的心迎接人生的馈赠，那么对受孕和生育的恐惧根本无从谈起。只想要男孩或女孩的偏执愿望，会产生巨大的心理压力，影响正常受孕，一定要改变观念，要知道孩子的性别并不能决定婚姻生活是否幸福美满。工作压力大的人更要注意，压力过大也会影响受孕，而且只有工作的人生是不完整的。

（3）宽容善待一切：宽容能带来欢乐，欢乐的气氛能使夫妻感情融洽，也利于成功受孕。许多人孕前都不知道，孕期女性身心都会发生一系列的变化，加之工作、学习、生活等诸多因素的影响，她们常常会变得紧张、空虚或焦躁易怒，男性也会因妻子身体和性情的变化而变得不耐烦。孕前夫妻双方都应对即将到来的全新生活有一个清醒的认识，一旦问题发生，只要无关原则，都可本着息事宁人的态度淡而化之，放下不提。

2. 需沟通的问题

怀孕前夫妇双方应对以下问题进行沟通和讨论，可以帮助了解自己是否做好了精神准备。

（1）为什么想要小孩？是自己想要，还是由于受长辈或其他人的影响？

（2）有了孩子，会对工作有什么影响？

（3）有了孩子后，需要花很多的时间和精力在孩子身上，能做到吗？

（4）怎样照顾孩子？工作或外出时无法带孩子，由谁来照顾？

（5）一旦孩子有病或需要特别照顾时，怎样照顾？

（6）如果夫妇感情有裂痕，一旦离婚，能否一人抚养孩子？

（三）经济准备

生养孩子会增加一笔很大的开支，不仅需要购买婴儿用品，如衣物、食品、婴儿床、玩具等，还要支出医药费、保姆费，因此应该有一定经济准备。首先要清楚家庭的收支情况，除去所有的花销还有多少节余，其次是要了解购买婴儿用品和抚育婴儿的花销，尽早做好计划安排。

三十四、孕前增补叶酸

（一）认识叶酸

叶酸是一种水溶性 B 族维生素，叶酸参与人体新陈代谢的全过程，是合成人体重要物质 DNA 的必需维生素。它的缺乏除了可以导致胎儿神经管畸形外，还可使眼、口唇、腭、胃肠道、心血管、肾、骨骼等器官的畸形率增加。在绿叶蔬菜、水果与动物肝脏中，叶酸含量丰富，可适量服用。

从怀孕前 1 个月到怀孕 3 个月，每天服用 0.4 mg 叶酸增补剂，可预防胎儿神经管畸形的发生。

（二）叶酸的食物来源

叶酸广泛存在于各种动植物食品中。富含叶酸的食物为动物肝、动物肾、鸡蛋、豆类、酵母、绿叶蔬菜、水果及坚果类。由于叶酸是水溶性的维生素，对热、光线均不稳定，食物中的叶酸烹调加工后损失率可达 50% ～ 90%，故此一般从饮食中获得足够叶酸非常困难。

1. 绿色蔬菜

莴苣、菠菜、西红柿、胡萝卜、青菜、龙须菜、花椰菜、油菜、小白菜、扁豆、豆荚、蘑菇等。

2. 新鲜水果

橘子、草莓、樱桃、香蕉、柠檬、桃子、李、杏、杨梅、海棠、酸枣、山楂、石榴、葡萄、猕猴桃、草莓、梨、胡桃等。

3. 动物食品

动物的肝脏、肾脏、禽肉及蛋类，如猪肝、鸡肉、牛肉、羊肉等。

4. 豆类、坚果类食品

豆类：黄豆、豆制品、核桃、腰果、栗子、杏仁、松子等。谷物类：大麦、米糠、小麦胚芽、糙米等。

（三）叶酸推荐摄入量

根据中国营养学会建议，每天叶酸摄取量，计划怀孕和怀孕妇女每天应摄入 400 μg 当量。关于叶酸摄入上限问题，根据动物实验、组织和细胞培养的实验数据以及有限的人体观察数据，多数学者认为每天摄入 1 000 μg 合成的叶酸不会引起任何已知的毒性反应。因此，成人、孕妇及乳母的叶酸摄入量上限为 1 000 μg。

1. 叶酸补充有讲究

含叶酸的食物很多，但由于叶酸遇光、遇热就不稳定，容易失去活性，所以人体真正能从食物中获得的叶酸并不多。如蔬菜贮藏 2 ~ 3 天后叶酸损失 50% ~ 70%。煲汤等烹饪方法会使食物中的叶酸损失 50% ~ 95%；盐水浸泡过的蔬菜，叶酸的成分也会损失很大。因此，孕妈妈们要改变一些烹制习惯，尽可能减少叶酸流失，还要加强富含叶酸食物的摄入，必要时可补充叶酸制剂、叶酸片、多维元素片。

2. 叶酸不能滥补

（1）长期服用叶酸会干扰孕妈妈的锌代谢，锌一旦摄入不足，就会影响胎儿的发育。

（2）孕妈妈最好能在医师的指导下服用叶酸制剂。目前市场上唯一得到国家卫生部门批准的、预防胎儿神经管畸形的叶酸增补剂是每片 400 μg 的叶酸片。

（3）如果曾经生下过神经管缺陷婴儿的女性，再次怀孕时最好到医院检查，并遵医嘱增加每天的叶酸服用量，直至孕后 12 周。

（4）怀孕前长期服用避孕药、抗惊厥药等，可能干扰叶酸等维生素的代谢。计划怀孕的女性最好在孕前 6 个月停止用药，并补充叶酸等维生素。

（四）要从计划怀孕时起补叶酸

计划怀孕之前，准妈妈、准爸爸除了基本的戒烟、戒酒之外，还必须保持一份愉快的心情，而计划怀孕的女性们最好在怀孕前 3 个月开始摄取叶酸。根据研究，在怀孕前开始每天服用 400 μg 的叶酸，可降低 70% 的新生儿神经管缺陷发生概率，减少 83.7% 唇腭裂和 35.5% 的先天性心脏病。除此之外，还可减少自然流产率，减轻妊娠反应，促进胎儿生长发育，纠正孕妇贫血。

值得提醒的是，必须天天服用。因为叶酸在体内存留时间短，一天后体内水平就会降低，因此必须天天服用，不能遗漏。如果遗漏，补用也无效。因为前一天漏服造成体内叶酸水平降低的影响已无法弥补。

（五）不应用"叶酸片"代替"小剂量叶酸增剂"

叶酸增补剂每片中仅含 0.4 mg 叶酸，是国家批准的唯一预防药品。还有一种治疗贫血用的叶酸片，每片含叶酸 5 mg。孕妇在孕早期切忌服用这种大剂量的叶酸片，因为长期服用大剂量的叶酸片对孕妇与胎儿均会有不良影响，因此提醒孕妇要听从医师和保健人员的指导，切忌自己滥服药。

（六）神经管畸形低发区的妇女也要适量增补叶酸

目前，我国神经管畸形的发病情况是北方高于南方，农村高于城市。据调查，在低发区的育龄妇女中，仍有相当一部分人体内缺乏叶酸。因此，低发区的妇女在孕前也绝不能掉以轻心，仍应适量适时服用叶酸。

另外，需要说明的是，叶酸缺乏是神经管畸形发生的主要原因之一，但不是唯一的原因，家庭遗传因素与其他环境因素也可以造成神经管畸形的发生。

三十五、先接种疫苗后怀孕

（一）先接种疫苗后怀孕的必要性

先接种疫苗后怀孕是很有必要的，因为有一些疫苗在体内产生抗体需要的时间比较长，一旦怀孕，就不应该再接种疫苗，以免胎宝宝发生感染。

（二）孕前需接种的疫苗

目前，我国还没有专为准备怀孕阶段的女性设计的免疫计划。但是专家建议有两种疫苗最好要注射：一是风疹疫苗；另一个是乙肝疫苗。准妈妈一旦感染上这两种疾病，病毒会垂直传播给胎儿，会造成严重的后果。还有一些疫苗可根据自己的需求，向医师咨询，做出选择（表 3-1）。

表3-1 孕前预防接种

疫苗	前因后果	接种时间	免疫效果	好孕提示
乙肝疫苗	乙型肝炎病毒能通过胎盘屏障直接感染胎儿，还可致胎儿发育畸形	孕前9个月开始接种。需注射3次，从第1针算起，在此后1个月时注射第2针，6个月时注射第3针	免疫力可达95%，免疫有效期在7年以上	先做"乙型肝炎五项"检查，若无抗体则需注射3针
甲型肝炎疫苗	肝脏在孕期负担加重，抵抗病毒的能力减弱，极易被感染；经常出差或经常在外面就餐的女性，更应该在孕前注射疫苗	孕前3个月	免疫效可达20～30年	备孕期间尽量减少在外用餐次数
流感疫苗	孕期感染流感病毒，容易导致准妈妈抵抗力下降	孕前3个月	1年左右	孕期任何阶段均可接种
水痘疫苗	孕早期感染水痘，可导致胎儿先天性水痘或新生儿水痘；孕晚期感染水痘，可能导致准妈妈患严重肺炎	孕前3～6个月	终身免疫	先查一下自己是否有抗体，有就不用注射

1. 乙肝疫苗

我国是乙型肝炎高发地区，被乙型肝炎病毒感染的人群高达 10% 左右。母婴垂直传播是乙型肝炎的重要传播途径之一。乙型肝炎病毒可通过胎盘屏障直接传染胎宝宝，一旦传染给孩子，他们当中的 85% ～ 90% 会发展成慢性乙型肝炎病毒携带者，其中 25% 在成年后会转化成肝硬化或肝癌。因此还是要及早预防为好。乙肝疫苗需要接种 3 针，历时半年，所以也是需要提前接种再怀孕的。

（1）注射时间：乙肝疫苗按照"0、1、6"的程序注射。即从第 1 针算起，此后 1 个月时注射第 2 针，在 6 个月的时候注射第 3 针。加上注射后产生抗体需要的时间，至少应该在孕前 9 个月进行注射。

（2）效果：乙肝疫苗免疫率可达 95% 以上。免疫有效期在 7 年以上，如果有必要，可在注射疫苗后五六年时加强注射 1 次。

特别提醒：①这两项疫苗在注射之前都须进行检查，确认被注射人没有感染风疹和乙型肝炎病毒。②疫苗毕竟是病原体或降低活性的病毒，并不是打得越多越好。坚持锻炼，增强体质才是防病、抗病的关键。

2. 甲型肝炎疫苗

甲型肝炎病毒可以通过水源、饮食传播。而妊娠期因为内分泌的改变和营养需求量的增加，肝脏负担加重，抵抗病毒的能力减弱，极易感染。因此，专家建议高危人群（经常出差或经常在外面吃饭者）应该在孕前注射疫苗防病、抗病。

（1）注射时间：至少为孕前 3 个月注射。

（2）效果：免疫时效可达 20 ～ 30 年。

3. 流感疫苗

流感疫苗属于短效疫苗，抗病时间只能维持 1 年左右，且只能预防几种流感病毒，适于儿童、老人或抵抗力相对较弱的人群。对于孕期的防病、抗病意义不大。因此专家建议可根据自己的身体状况自行选择。

(1) 注射时间:北方地区每年的 10 月底或 11 月初,南方地区每年 11 月底或 12 月初。在注射流感疫苗 3 个月后再怀孕。

(2) 效果:免疫时效 1 年左右。

4.水痘疫苗

早孕期感染水痘可导致胎儿先天性水痘或新生儿水痘,如果怀孕晚期感染水痘可能导致孕妇患严重肺炎甚至致命。注射时间:至少应该在受孕前 3 个月注射。

三十六、孕前合理营养

(一)准妈妈孕前营养

1.合理饮食实现标准体重

准备怀孕的妇女首先要实现标准体重。标准体重计算方法是身高(cm)减 105,所得差即为标准体重(kg)。

2.保证热能的充足供给

最好在每天供给正常成人需要的 9 208.8 kJ 基础上,再加上 1 674.3 kJ,以供给性生活消耗,这样才能使精强卵壮,为受孕和优生创造条件。

3.多吃含蛋白质的食物

多吃豆类、蛋类、瘦肉以及鱼等。每天保证摄取足够的优质蛋白质,以保证受精卵的正常发育。

4.摄入丰富的矿物质

钙、铁、锌、铜等是构成骨骼、制造血液、提高智力的重要营养物质,可以维持代谢平衡。

5.保证脂肪的供给

脂肪是机体热能的来源之一,其所含必需脂肪酸是构成机体细胞组织不可缺少的物质。适量增加优质脂肪的摄入对怀孕有益。

6.适量摄入维生素

维生素有助于精子、卵子及受精卵的发育与成长，建议多从食物中摄取，多吃新鲜瓜果和蔬菜，慎重补充维生素制剂。

7.服用叶酸

为避免胎儿出现无脑儿、脊柱裂等神经管畸形，至少应从孕前3个月到孕后3个月在医师指导下服用叶酸。

（二）准爸爸孕前营养

1.要保证充足的优质蛋白质

蛋白质是细胞的重要组成部分，也是生成精子的重要原材料，合理补充富含优质蛋白质的食物，有益于协调男性内分泌功能以及提高精子的数量和质量。富含优质蛋白质的食物有深海鱼虾、牡蛎、大豆、瘦肉、鸡蛋等。

海产品不仅污染程度低，还含有促进大脑发育和增强体质的营养元素，对准爸爸十分有益。但不能超量摄入。蛋白质物质摄入过量容易破坏体内营养的摄入均衡，造成维生素等多种物质的摄入不足，并造成酸性体质，对受孕十分不利。

2.合理补充矿物质和微量元素

人体内的矿物质和微量元素对男性生育力具有同样重要的影响。最常见的就是锌、硒等元素，它们参与了男性睾酮的合成和运载的活动，同时帮助提高精子活动的能力以及受精等生殖生理活动。

锌与精液的质量及密度成正比关系，缺锌会影响精子的代谢与活力，从而"耽误"睾丸的发育。当锌不足时，会直接"伤害"到前列腺组织，而精液中包含1/3的前列腺液，这样也导致了精液液化不良，降低精子的活力，从而影响受精的过程。锌在体内可以调整免疫系统的功能，改善精子的活动能力。人体内锌缺乏，会引起精子数量减少，畸形精子数量增加，以及性功能和生殖功能减退，甚至不育。成年男人每天需要的锌为 15 mg，但由于吸收的量通常会小于补充量，因此，每天最好补充＞ 15 mg 的锌。一般来说，补锌分为 2 种方式：一种是口服锌制剂，另一种是吃一些含锌的食物，如海产品、苹果、香蕉等。

此外，镁能提高精子的活力，所以在补锌的同时，还要注意补充镁，以达到"双管齐下"的目的，富含镁的食物为豆类、紫菜、燕麦等。

缺硒会减少精子活动所需的能量来源，使精子的活动力下降。含硒较高的食物有海带、墨鱼、虾、紫菜等。

3. 避免有害物质

（1）用泡沫塑料饭盒盛的热饭热菜可产生有毒物质，对人体危害特别大，对男性生育能力会产生直接影响。因此不要用泡沫塑料饭盒来盛饭菜。

（2）用微波炉专用的聚乙烯饭盒来加热饭菜，饭盒中的化学物质会在加热的过程中被释放出来，使食用者受其毒害。瓷器含铅量很高，用于加热饭菜也对人体有害。所以最好不要用微波炉专用饭盒和瓷器加热饭菜。

（3）冰箱里的熟食易被细菌污染，吃之前一定要再加热一次。冰箱里的制冷剂对人体也有危害，所以不要将食物长时间储存在冰箱里。

（4）如今的肉类和鱼类在不同程度上都受到污染，所以不要单吃某一类食品，更不要偏食，尽量吃天然绿色食品，食物品种要多样，摄取均衡营养。

（5）过去饮绿茶有益人体健康，但近年来，茶叶中农药含量严重超标，所以准爸爸不宜过多饮茶。

（6）有些人喜欢喝咖啡，但咖啡中的咖啡因对男性生育能力有一定影响，如果咖啡饮用过多，对男性生育能力危害较大。

（7）很多人把韭菜当作壮阳食品，其实韭菜的农药含量特别高，很难去除，常吃韭菜对男性生育能力危害较大，准爸爸应尽量不吃。

（8）虽然水果皮有丰富的营养，但农药含量也很高，所以水果一定要削皮吃。

（9）现在长得又肥又大的茄子大多是用催生激素催化而成，对精子的生长有害，最好不要多吃。

（10）蔬菜要先洗净，放入清水浸泡一段时间，再下锅。带皮的蔬菜要去皮，洗净。若生吃蔬菜，除洗泡外，还要用开水烫一下，这样虽然可能损失了一些维生素，但农药的成分会减少许多。

三十七、孕前维持合理体重

（一）调整体重到正常范围

无论准妈妈还是准爸爸，孕前太胖和太瘦都是不利于怀孕的。对准妈妈来说，女性孕前体重既影响怀孕过程也影响怀孕结局，过度消瘦或肥胖者，妊娠并发症、出生缺陷的发生率会有所增加。孕妇体重过轻可能影响胎儿智力发育，导致死胎等；过胖的女性怀孕后容易发生孕期糖尿病，不仅造成对孕妇身体的危害，还可造成胎儿发育或代谢障碍，出现胎儿高胰岛素血症及巨大儿。因此，建议消瘦或肥胖女性怀孕前查找原因，并调整膳食，合理营养，适度锻炼，使体重达到正常的范围怀孕为宜。对准爸爸来说，身体过胖或过瘦都会影响精子的质量。因此，准备怀孕的准爸爸、准妈妈，应积极将体重调整到标准范围内。

（二）正常范围的标准

标准体重可以BMI为标准。BMI是一种测量身体的体脂肪率的计算公式，公式是以身高和体重为计算基础的。

$$BMI = 体重（kg）÷ [身高（m）]^2$$

如果 BMI < 20，说明准妈妈偏瘦，需补充营养；如果 BMI 在 20.0 ~ 24.9，说明准妈妈的体重在正常范围内，只需注意均衡饮食即可；如果 BMI≥25，说明准妈妈体重有些超重，需将体重减至标准范围内；如果

BMI≥30，说明准妈妈体重过重，要尽快减肥。

（三）备孕期间如何减重

1.饮食

早餐吃饱，不吃油炸、高热量食品，午餐吃七分饱，晚餐尽量少吃。也可少食多餐。吃饭时要细嚼慢咽，延长进食时间，以增加饱腹感。平时习惯吃零食的准妈妈，应尽量选择在两餐中间进食零食，且不吃垃圾食品、不吃高脂肪甜点，以选择新鲜的水果或蔬菜为宜。

2.运动

加强锻炼，以中等或低强度运动为宜，如每天爬楼梯20层、晚上原地跑步半小时或外出散步、周末进行户外活动、爬山、游泳、打球等，但不要过于疲劳。

（四）备孕期间如何增重

1.饮食

三餐不可少，且要营养均衡，食材品种及颜色越多样越好。三餐间要加2～3次点心，选择高蛋白及高营养素的食物，如优酪乳、三明治、卤蛋、豆浆、馄饨、水果等。多喝排骨汤、鱼骨汤或鸡汤，以增加热量及营养素的摄取。

2.运动

选用慢跑、打乒乓球、游泳、俯卧撑等小型运动体育项目，使体重稳步增长。

3.休息

不管是身体还是心理都需要充分休息，晚上最好在10：30左右睡觉，早上7：30左右起床。不要熬夜或加班，也不要焦虑不安，保持健康乐观的心态。

准备怀孕的准妈妈和准爸爸，可以在计划怀孕前的3个月制订健身计划，加强运动，让身体更强壮。

（五）孕前运动安排

1. 运动方式

运动要以舒缓的有氧运动为主。常见的有氧运动项目有步行、快走、慢跑、滑冰、游泳、骑自行车、打太极拳、跳健身舞、跳绳、做韵律操等。

2. 运动量

运动量建议每周至少锻炼 3 次，每次 30 分钟，保持这种运动强度就可以调动体内抗氧化酶的积极性，起到增强体力的作用。

3. 注意事项

（1）注意补充水分：运动过程中会使水分不断地流失，准妈妈最好每隔 15 ～ 20 分钟注意补充一些水分，不要等有口渴感觉后再补水。

（2）注意运动强度：孕前运动以运动后不会过于劳累为主。要做到量力而行，特别是做瑜伽时不要过分追求动作的标准度，以免伤害肌肉和韧带。

如果准妈妈平时缺乏锻炼，或者身体素质较弱，要避免突然进行高强度的体能锻炼，造成体力不支而出现头疼、头晕的现象。可以循序渐进，慢慢增加运动量和强度。

三十八、孕前谨慎用药

（一）孕前谨慎用药的重要性

1. 对于准妈妈来说

由于一些药在人体内停留和发生作用的时间比较长，如果在孕前 3 个月内服用了某些药物，可能会对胎儿产生不良影响，严重的需终止怀孕。另外，由于怀孕早期，准妈妈的身体变化不明显，也没有早孕反应出现，因此很容易在不知道怀孕的情况下服用了某些标有"孕妇禁用"的药物，可能导致流产或伤害非常脆弱的胎儿。

一般情况下，准妈妈在停服药物 20 天后受孕，对胎儿的影响较小，比较安全。但由于各种药物的药理作用不同，所以不能一概而论。

2. 对于准爸爸来说

很多药物对男性的生殖功能和精子质量会产生不良影响，如抗组胺药、抗癌药、咖啡因、吗啡、类固醇、利尿药、壮阳药物等。这些药物不仅可致新生儿缺陷，还可导致婴儿发育迟缓、行为异常等。因此，在怀孕前的2～3个月，准爸爸用药一定要小心，可能的话，最好停用一切药物。

3. 温馨提示

长期服药的准爸爸、准妈妈需咨询医师。如果患有慢性疾病，长期服用某种药物，停药前需要征得医师的同意，并由医师确定安全受孕的时间。

（二）孕前禁用或慎用的药物

（1）吗啡、氯丙嗪、红霉素、利福平、解热止痛药、环丙沙星、酮康唑、安眠药等准爸爸、准妈妈都要避免服用。

（2）准妈妈若长期口服避孕药，应在停药6个月后再怀孕。

（3）激素、某些抗生素、止吐药、抗癌药会对女性生殖细胞产生影响，准妈妈不要服用。

（三）服药期间意外怀孕怎么办

如果在服药期间意外怀孕，准妈妈可以将服用药物的名称、数量、时间等情况详细地告诉医师。然后由医师根据药物的特性、用药量、疗程的长短及用药时胚胎发育的情况等来综合分析，并决定是否有必要终止怀孕。

现在大多数人都知道孕妇用药对胎儿有影响，但却忽略了孕前用药的问题。在临床上常见一些女性在使用药物后发现怀孕了，担心药物对胎儿可能有影响，轻率地进行人工流产，造成不必要的麻烦和痛苦。因此，计划怀孕的夫妇，或虽然没有怀孕计划，但还有生育意愿的夫妇，在没有避孕的情况下应该谨慎用药。生病需要用药时，要在医师指导下用药，一定要告知医师目前有怀孕的计划，或目前没有避孕，如果怀孕了打算保留这个孩子，以便医师选择用药。同时，还要谨慎服用保健食品和补品，切忌乱用偏方、秘方。

三十九、有遗传病妇女的妊娠指导

（一）智力低下

智力低下是一类最常见的遗传病，以认知和适应功能的缺陷为主要特征，表现为感知、记忆、语音思维方面的障碍。

智力低下的病因十分复杂，大部分病理性的智力低下为遗传性，少数由环境因素和外伤所致，如染色体病、单基因病、宫内感染、胎儿窘迫、产伤等。

1. 对妊娠的影响

不同原因所致的智力低下对妊娠的影响不同，如染色体异常所致的智力低下容易发生自然流产、胎死宫内等不良妊娠结局。

2. 孕前咨询指导建议

（1）暂缓妊娠，到遗传咨询门诊做进一步的相关检查，如染色体、基因、生化、免疫及影像学检查等，尽可能地明确病因。

（2）根据检查结果和专科医师的咨询指导建议选择是否妊娠。

（3）如果妊娠，孕期需作产前诊断。

（二）唐氏综合征

唐氏综合征是由 21 号染色体畸变所致。根据细胞核型的不同可分为三种类型：标准型占 95%。易位型占 3% ～ 4%。嵌合型占 1% ～ 2%。

唐氏综合征的临床表现主要有三大特征：特殊面容、智力低下、肌张力降低和体格发育迟缓。唐氏综合征患者常合并其他畸形，约 50% 的患者伴有先天性心脏病，男性患者常伴有隐睾。

1. 对妊娠的影响

唐氏综合征的男性患者一般无生育能力，少数女性患者可以怀孕，但生育出生缺陷儿的风险明显增加。

2. 孕前咨询指导建议

（1）暂缓妊娠，到遗传咨询门诊作染色体检查。检查对象包括夫妇一方的患者，生育过患儿的夫妇双方及其患儿。

（2）根据检查结果和专科医师的咨询指导建议选择是否妊娠。

（3）如果妊娠，孕期需作产前诊断。

（4）伴有其他畸形者，如产前诊断为患儿，孕妇或亲属应在知情同意书上签字，是否终止妊娠或继续妊娠。

（三）18三体综合征

18三体综合征是由18号染色体数目异常，多出一条染色体所引起的先天性疾病，主要表现为出生后发育缓慢、智能落后及特殊面容和体态。

18三体综合征为染色体畸变，其发生机制主要是由于生殖细胞配子在减数分裂过程或合子形成后早期卵裂过程中的染色体不分离所致，97%的病例的染色体不分离发生在卵细胞减数分裂时期。孕妇高龄是发生18三体综合征的主要原因。

1. 对妊娠的影响

由于本病预后不佳，患者不易存活，无法成年，因而无妊娠问题的影响。

2. 孕前咨询指导建议

（1）已生育染色体病的患儿，孕前父母应同时进行染色体核型分析检查，若其父母之一为同源染色体易位携带者，再发率为100%，不宜再生育。

（2）如父母染色体核型分析正常，患儿核型畸变异常，是新发生的，可考虑再生育，但需产前诊断为核型正常胎儿者。

（3）有18三体综合征生育史，再次怀孕，再发风险比群体患病率高，必须进行产前诊断。如绒毛细胞或羊水细胞培养，染色体核型分析异常，建议终止妊娠，但孕妇或亲属应在知情告之同意书上签名。

四十、有慢性疾病妇女的妊娠指导

（一）高血压

孕前优生健康检查发现的血压升高可能存在两种情况，一是患有慢性高血压疾病，是一过性血压升高。咨询指导时应详细了解对象的相关情况，如相关疾病、用药、生活及工作情况等，以便有针对性地进行咨询指导。

1. 诊断标准

在未使用降压药物的安静休息情况下，收缩压 ≥18.7 kPa（140 mmHg）和 / 或舒张压 ≥12.0 kPa（90 mmHg），一般需要非同日测量 2 ～ 3 次来诊断。

2. 咨询指导要点

患有高血压的女性，在血压没有得到有效控制时妊娠会对母儿造成危害，严重时可危及母儿生命。

（1）对妊娠的影响：①慢性高血压患者孕期容易并发子痫前期、子痫等；孕前患有严重高血压者，孕期可能加重病情，导致心力衰竭、脑血管意外等严重并发症。②妊娠期高血压可导致子宫收缩乏力、胎盘早剥，引起产后出血。

（2）对胎儿的影响：①妊娠期合并高血压，由于子宫胎盘血流灌注不足，可致胎儿生长受限胎儿窘迫、胎盘早剥等，从而导致早产、低出生体重儿、死胎、新生儿窒息、早期新生儿死亡等。②部分降血压药物可能导致胎儿畸形，如血管紧张素转化酶抑制剂类药物。

（3）孕前咨询指导建议：①暂缓妊娠，到心血管内科进一步检查，明确诊断。②若明确为一过性血压升高者可以妊娠，但孕前和孕期要注意血压监测，生活规律，改变不良生活习惯。③女性高血压患者，孕前须行抗高血压治疗，待血压得到有效控制后再妊娠，具体的妊娠时间应遵循心血管内科医师的建议。④孕期应接受产科和心血管内科医师的严密观察，定期随访和咨询指导，以保障母儿的安全。

（二）糖尿病

孕前优生健康检查发现的血糖升高可能存在两种情况，一是本身患有糖尿病但无症状，二是由于未空腹采血致血糖升高。咨询指导时应详细了解对象的相关情况，如相关疾病、用药、饮食、运动、生活及工作情况等，以便有针对性地进行咨询指导。

1. 诊断标准

糖尿病是一组以慢性血葡萄糖（简称血糖）水平增高为特征的代谢性疾病，是由于胰岛素分泌和 / 或作用缺陷所引起。目前糖尿病的诊断标准通用国际上世界卫生组织糖尿病专家委员会提出的诊断标准：糖尿病症状加任意时间血浆葡萄糖 ≥ 11.1 mmol/L，或空腹血糖 ≥ 7.0 mmol/L，或葡萄糖耐量餐后 2 小时血糖 ≥ 11.1 mmol/L，需要重复一次确认，诊断才能成立。

2. 咨询指导要点

糖尿病对孕妇和胎儿均有复杂的相互影响，给孕妇和胎儿带来不利。

（1）对妊娠的影响：①原有病情加重，甚至危及孕妇生命。②出现反复发作的外阴阴道假丝酵母菌病。③妊娠期高血压疾病发生风险增加。④感染的发生风险增加。⑤羊水过多发生风险增加。⑥易发生糖尿病酮症酸中毒。⑦剖宫产率增加。

（2）对胎儿的影响：①由于孕妇高血糖可使胎儿（新生儿）以下风险增加：自然流产、早产、胎儿生长受限、足月小样儿、围产儿死亡、胎儿畸形、巨大儿或大于胎龄儿、低血糖症、呼吸窘迫综合征、产伤、高胆红素血症、低血钙、红细胞增多症等新生儿并发症。②某些治疗糖尿病的药物，如胰岛素、二甲双胍和格列本脲等，大多是通过胎盘或缺乏长期安全性的数据对胎儿存在潜在的毒性反应。

（3）孕前咨询指导建议：①暂缓妊娠，到内分泌科进一步检查，明确诊断。②若明确为未空腹采血，复查血糖正常者可以妊娠，但孕前注意血糖监测及孕后做好妊娠期糖尿病规范筛查和检测。注意生活规律，改变不良生活习惯。③由于胎儿先天性畸形危险性最大的时期是受孕 7 周内或停经 9 周前，因而糖尿病妇女应接受胰岛素治疗使血糖控制正常后才能受孕，具体的妊娠时间应遵循内分泌科医师和产科医师的评估和建议。④糖尿病妇女计划妊娠前应做好如下准备：全面检查；停用口服降糖药物，改用胰岛素控制血糖，妊娠前应停用妊娠期禁忌药物，如血管紧张素转移酶抑制剂和血管紧张素 II 受体拮抗剂。如果妊娠前应用了血管紧张素转化酶抑制剂治疗糖尿病，一旦发现妊娠，立即停用；应告知对象，妊娠前或妊娠期停用血管紧张素转化酶抑制剂后蛋白尿可能会明显加重；严格控制血糖，加强血糖监测；严格将血压控制在 17.3/10.7 kPa（130/80 mmHg）以下；停用他汀类及贝特类调脂药物；加强糖尿病教育；戒烟。⑤器质性病变较轻、血糖控制良好者，可在积极治疗，密切监护下继续妊娠。⑥糖尿病妇女于妊娠前应确定糖尿病严重程度。未经治疗的 D、F、R 级糖尿病患者一旦妊娠，对母儿危险均较大，应避孕，不宜妊娠。⑦孕期应接受产科和内分泌科医师的严密观察，定期随访和咨询指导，严格控制血糖值。孕早期还应进行基线眼科检查，以后根据视网膜病变的程度进行监测，以保障母儿的安全。

（三）慢性肾小球肾炎

慢性肾小球肾炎简称慢性肾炎，系指蛋白尿、血尿、高血压、水肿为基本临床表现，起病方式各有不同，病情迁延，病变缓慢进展，可有不同程度的肾功能减退，最终将发展为慢性肾衰竭的一组肾小球疾病。

1.诊断标准

凡尿化验异常（蛋白尿、血尿、管型尿）、水肿及高血压病史达 1 年以上，无论有无肾功能损害均应考虑慢性肾炎，在除外继发性肾小球肾炎及遗传性肾小球肾炎后，临床上可诊断为慢性肾炎。

2. 咨询指导要点

（1）对妊娠的影响：慢性肾炎患者妊娠后易并发子痫前期、子痫，使高血压、蛋白尿加重，肾功能受损加重。

（2）对胎儿的影响：慢性肾炎患者妊娠常引起早产、胎儿窘迫胎儿生长受限，甚至胎死宫内。

（3）孕前咨询指导建议：①肌酐值升高，提示肾功能受损，暂缓妊娠，建议到肾病专科进一步检查，明确诊断。②孕前需在肾病专科医师的指导下进行全面检查，了解既往及目前疾病的状况，既往妊娠的母儿情况，特别是既往及目前的高血压、蛋白尿、肾功能的情况，由肾病专科医师评估后决定能否妊娠。③孕期尽量避免使用肾毒性药物，如氨基糖苷类抗生素等，以免加重肾脏损害。④孕期应接受产科和肾病专科医师的严密观察定期随访和咨询指导，以保障母儿安全。

（四）甲状腺功能亢进症

甲状腺功能亢进症是由多种因素引起的甲状腺激素分泌过多所致的一种常见内分泌疾病。甲状腺功能亢进症合并妊娠者虽然并不多见，但一旦妊娠、分娩期间出现甲状腺功能亢进症危象，可危及孕产妇生命。

1. 诊断标准

高代谢症状和体征；甲状腺肿大；血清总甲状腺素、游离甲状腺素增高，促甲状腺激素减低。具备以上 3 项诊断即可成立。

2. 咨询指导要点

（1）对妊娠的影响：①甲状腺功能亢进症孕妇易并发子痫前期、妊娠期糖尿病。②在分娩、手术、感染、精神紧张、疲劳、饥饿等应激情况下易发生甲状腺危象，导致心功能衰竭，肝功能衰竭，水、电解质紊乱，甚至可造成生命危险。

（2）对胎儿的影响：①未控制的甲状腺功能亢进症使妊娠妇女流产、

早产、先兆子痫、胎盘早剥等的发生率增加，早产儿、胎儿宫内生长迟缓、足月小样儿等危险性提高。母体的甲状腺刺激抗体可以通过胎盘刺激胎儿的甲状腺引起胎儿或新生儿甲状腺功能亢进症。②某些抗甲状腺素类药物对胎儿存在潜在的毒性反应，如他巴唑可通过胎盘到达胎儿。

（3）孕前咨询指导建议：①暂缓妊娠，到内分泌科进一步检查，明确诊断。②如果患者甲亢未控制，建议经过治疗，病情稳定后怀孕，孕期密切监测甲状腺功能。③如果患者正在接受抗甲状腺药物治疗，血清总甲状腺素和总三碘甲状腺原氨酸达到正常范围，停抗甲状腺药物或者应用抗甲状腺药物的最小剂量，可以怀孕。具体的妊娠时间应遵循内分泌科医师的建议。④如果患者出现严重的并发症，不宜妊娠。

（五）甲状腺功能减退症

甲状腺功能减退症是由于甲状腺激素的合成，分泌或生物效应不足而引起的一种综合征。

1.诊断标准

（1）甲状腺功能减退症的症状和体征。

（2）实验室检查血清促甲状腺激素增高，血清游离甲状腺素减低，原发性甲状腺功能减退症即可成立。

（3）实验室检查血清促甲状腺激素减低或者正常，血清总甲状腺素、血清游离甲状腺素减低，考虑中枢性甲状腺功能减退症。

2.咨询指导要点

（1）对妊娠的影响：可以导致月经紊乱、不孕、难产、子痫前期、胎盘早剥、产后出血、心功能不全等。

（2）对胎儿的影响：①临床甲状腺功能减退症患者生育能力减低。妊娠期母体甲状腺功能减退症与妊娠高血压。胎盘剥离、自发性流产胎儿窘迫早产以及低出生体重儿的发生有关。母体的甲状腺激素缺乏还可以导致后代的智力发育障碍。②某些治疗甲状腺功能减退症的药物可能对胎儿存在潜在的毒性反应，如左甲状腺素可通过胎盘到达胎儿。

（3）孕前咨询指导建议：①暂缓妊娠，到内分泌科进一步检查，明确诊断。②如果患者已经确诊为甲状腺功能减退症，需要调整左甲状腺素剂量，使血清促甲状腺素达到适合怀孕的范围内，再考虑怀孕，具体的妊娠时间应遵循内分泌科医师的建议。孕期需密切监测甲状腺功能，必要时继续补充甲状腺素。③如果患者出现严重的并发症，不宜妊娠。④孕期应接受产科和内分泌科医师的严密观察、定期随访和咨询指导，以保障母儿安全。

四十一、有传染病妇女的妊娠指导

（一）淋病

淋病是由淋病奈瑟球菌引起的以泌尿生殖系统化脓性感染为主要表现的一种常见性传播疾病。约10%男性和50%的女性在感染后不表现任何临床症状。

1. 对妊娠的影响

妊娠各期感染淋病奈瑟球菌对妊娠结局均有不良影响。妊娠早期感染淋病奈瑟球菌性子宫颈管炎可导致感染性流产和人工流产后感染。妊娠晚期感染淋病奈瑟球菌性子宫颈管炎可使胎膜脆性增加，易发生绒毛膜羊膜炎胎膜早破等。分娩后产妇抵抗力低，容易发生淋病散播，引起子宫内膜炎、输卵管炎等产褥感染，严重者可致播散性淋病。

2. 对胎儿的影响

胎儿可发生宫内感染和早产，早产发生率17%。宫内感染使胎儿生长受限、胎儿窘迫和死胎等。约1/3胎儿通过未治疗的产妇软产道时发生感染，发生新生儿淋病奈瑟球菌结膜炎、肺炎，甚至出现淋病奈瑟球菌败血症，使围产儿死亡率增加。若未及时治疗，结膜炎可发展累及角膜形成角膜溃疡、云翳，甚至发生角膜穿孔或虹膜睫状体炎、全眼球炎，可致失明。

3. 孕前咨询指导建议

淋病主要通过性交直接传播，要避免不安全的性接触。采取必要的隔离措施，个人用品专用，防止交叉感染。建议夫妻双方共同治疗，经过规范治疗，大多数可在短期内治愈，建议治愈后怀孕。

（二）梅毒

孕妇可以通过胎盘将梅毒螺旋体传给胎儿引起先天性梅毒。梅毒孕妇即使病期超过 4 年，梅毒螺旋体仍可通过胎盘感染胎儿。胎儿也可在分娩时通过软产道被传染。

1. 对妊娠的影响

对妊娠的影响早期主要表现是皮肤损伤硬下疳、硬化性淋巴结炎全身皮肤黏膜损害，晚期表现为永久性皮肤黏膜损害，可侵犯心血管系统、神经系统等多重组织器官而危及生命。

2. 对胎儿和新生儿的影响

梅毒螺旋体经胎盘传给胎儿可引起流产、死胎早产或先天性梅毒。先天性梅毒儿占死胎 30% 左右，即使幸存，病情也较重。晚期先天性梅毒多出现在 2 岁以后，其致死率及致残率均明显增高。

3. 孕前咨询指导建议

阴道内正常菌群失调所致的一种混合感染。首选青霉素治疗，建议治愈后再怀孕。所有孕妇均应该在首次产前检查时进行梅毒血清学筛查。在梅毒高发地区或对高危孕妇，妊娠晚期和分娩时均应再次筛查。妊娠早期治疗有可能避免胎儿感染，妊娠中晚期治疗可使受感染胎儿在出生前治愈。梅毒患者妊娠时候，已接受正规治疗和随诊，则无须再治疗。

（三）TORCH综合征

TORCH 综合征是指可导致先天性宫内感染及围生期感染而引起围产儿

畸形的病原体。

1. 对妊娠的影响

孕妇感染后无症状或症状轻微。部分可表现为不典型的感冒症状。部分风疹病毒感染后可出现皮疹，持续 3 天后消失。

2. 对胎儿的影响

任何一种病原体均可导致胎儿感染。①宫内感染：病原体血行性经胎盘感染胚胎或胎儿，经生殖道上行进入羊膜腔感染胎儿或上行沿胎膜外再经胎盘感染胎儿。②产道感染：胎儿在分娩过程中通过病原体感染的软产道而感染。③出生后感染：通过母乳母亲唾液和母血等感染新生儿。

（1）弓形虫病：妊娠 20 周前感染，宫内感染率为 11%；妊娠 20 周后感染，宫内感染率为 45%。妊娠早期感染对胎儿影响更严重，可引起流产、死胎死产或出生缺陷，幸存者智力低下；中期感染可引起死胎死产、早产、脑内钙化、脑积水和小眼球等严重损害；晚期感染可导致胎儿肝大、脾大、黄疸、心肌炎，或出生后数年甚至几十年出现智力发育不全、听力障碍、白内障及视网膜脉络膜炎。

（2）人轮状病毒感染：妊娠 12 周前感染轮状病毒，宫内感染率为 80%；妊娠 13 ～ 14 周感染，宫内感染率为 54%；而妊娠中期末感染者的宫内感染率为 25%。轮状病毒宫内感染可发生先天性风疹综合征，出生即发现心脏病、白内障、耳聋、小头畸形等，其预后差。远期后遗症有糖尿病、性早熟和进行性全脑炎等。

（3）巨细胞病毒感染：巨细胞病毒原发感染的孕妇中有 30% ～ 40% 发生宫内感染，继发感染者的宫内感染发生率为 0.5% ～ 1.0%。巨细胞病毒宫内感染的婴儿中仅 10% ～ 15% 有症状，如胎儿生长受限、小头畸形、颅内钙化、肝大、脾大、皮肤瘀点、黄疸、脉络膜视网膜炎、血小板减少性紫癜、溶血性贫血等，其中 20% ～ 30% 将死亡。85% ～ 90% 出生时无症状，但其中的

5% ～ 15% 将发生远期的神经性耳聋视力障碍、精神运动发育迟缓和学习障碍等后遗症。

（4）HIV 感染：约 82% 的 HIV 感染孕妇没有临床症状，12% 有相关症状，仅 6% 为艾滋病。妊娠期因免疫功能受到抑制，可能会加重 HIV 感染者从无症状发展为艾滋病。HIV 的垂直传播方式主要为宫内感染，经过胎盘感染胎儿，感染 HIV 的儿童 85% 为垂直传播。HIV 感染对胎儿、新生儿有高度危害性。

3. 孕前咨询指导建议

对易感人群应早期检查。早期诊断、早期治疗。吃熟食，削皮或洗净蔬菜水果，避免与宠物密切接触。孕前感染，治愈后怀孕。对轮状病毒抗体阴性者应接种轮状病毒疫苗，妊娠前 1 个月和妊娠期禁止接种。妊娠早期确诊为原发感染或发现有宫内感染时，应向孕妇及家属交代感染对于胎儿和新生儿的可能影响，以决定胎儿的取舍。若在妊娠中晚期发生感染或再感染者，可在严密监测下继续妊娠。目前 HIV 的感染无治愈方法，重在预防，加强艾滋病防治宣传教育，对 HIV 感染的孕妇可采取产科的干预，比如终止妊娠、择期剖宫产等措施，同时给予抗病毒药物干预以及人工喂养措施。

（四）乙型病毒性肝炎

乙型病毒性肝炎是由乙型肝炎病毒引起，主要通过血液途径传播的肝脏疾病，简称乙型肝炎。由于受病毒因素、宿主因素及环境因素影响，乙型肝炎病毒感染后可出现不同的结局或临床类型，如急性乙型肝炎、慢性乙型肝炎、慢性乙型肝炎病毒携带者等。

1. 诊断标准

（1）有乏力、恶心、呕吐、食欲减退、肝大等症状，黄疸型者巩膜及皮肤出现黄染，伴有皮肤瘙痒。

（2）肝脏损伤时血清谷丙转氨酶和谷草转氨酶活性升高，但并无病因特异性。

（3）血清 HBV 标志物检测（乙型肝炎病毒五项检查）可确认。

（4）慢性 HBV 感染通常分为免疫耐受期、免疫激活期、低水平复制或无复制期 3 个阶段。

2. 咨询指导要点

（1）对妊娠的影响：乙型肝炎妇女妊娠后，肝功能异常者，妊娠后可加重肝功能损害，凝血因子合成功能减退，易发生产后出血。急性病毒性感染发生于妊娠早期，可加重早孕反应，发生于妊娠晚期，妊娠期高血压疾病发生率增高。

（2）对胎儿的影响：①乙型肝炎妇女妊娠后胎儿畸形率增加近 2 倍，早产、流产、死胎和死产的发生率明显增高，存在母婴垂直传播。②男性精子携带的乙型肝炎病毒可通过感染宫腔或带入受精卵的途径而感染胎儿，增加胎儿畸形、流产、早产、胎死宫内的风险。

（3）孕前咨询指导建议：①乙肝患者首先应进行全面的肝功能检查，血清学 HBV DNA 检查，检查母亲身体情况是否适合怀孕。②乙肝母婴阻断，通过规范化的阻断程序，可以使阻断成功率接近 100%。对于备孕中的慢性乙肝患者，在怀孕前已经服用抗病毒药物，应在医师的指导下，更换为妊娠安全的药物后正常怀孕，如富马酸替诺福韦酯或替比夫定。所用的核苷类抗病毒药物富马酸替诺福韦酯和替比夫定是妊娠 B 级的药物，经过多年的临床观察，妊娠期间服用这两种药物较为安全的，尤其是在妊娠中后期开始服用这两种药物，产生不良反应的可能性更低。

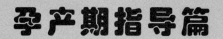

孕产期指导篇

四十二、如何判断怀孕

（一）可能怀孕的身体信号

夫妻在同房之后，就有怀孕的可能，即使采取了一定的避孕措施，也难免会有发生意外的概率。对于暂时不想要孩子的夫妻来说，意外怀孕无疑是一件麻烦事，但更麻烦的是他们对怀孕毫无知觉，以至于发现时已经错过了最佳的流产时机。对于想要孩子的夫妻来说，同样希望能在第一时间确定自己是否受孕，尽早为胎儿的健康成长做准备。因此，准确判断自己是否怀孕是非常重要的。

其实，女性在怀孕以后，身体内部会发生一系列的变化，这些变化屡屡被用来作为判断是否怀孕的依据，几种依据综合考虑准确率相当高。

1. 月经停止

如果你的月经一向很准时，很有规律，可是这月却迟迟没来，如果已超出既定日期十天以上，那么你很有可能已经怀孕了。当然，月经周期会受到很多因素的影响，比如说过度疲劳、压力过大、营养不良或服用某些激素类药物而内分泌失调等因素都可能造成月经推迟或停经，所以即使当月月经没有来，也并不能确定就是怀孕了。

2. 恶心、呕吐

恶心、呕吐是多数怀孕早期女性的主要症状之一，常常发生在清晨或空腹时候，如果不是消化器官疾病，这也是判断是否怀孕的一项依据。

3. 胃口变化

怀孕的女性一般都会发生胃口的变化，比如说原来喜欢吃的东西现在却不想吃了；以前从来不吃的东西现在迫不及待地想吃；饮食上出现某种偏执的癖好，比如嗜酸、嗜辣等；也有人什么都不想吃，什么都吃不进，出现了厌食的症状。如果胃口忽然间发生了某些改变，就应该考虑是否怀孕了。

4. 乳房变化

女性怀孕早期，乳房在卵巢激素和孕激素的刺激下，会变得丰满、有胀痛感，乳头刺痛、乳头及其周围的乳晕颜色加深，小颗粒状的腺体变得更加明显。乳房的变化是最早出现的，但是难以区别于月经前乳房胀痛，因此并不是十分可靠。

5. 小腹发胀及尿频

怀孕后由于子宫的增大，所以常常会有小腹发胀的感觉。另外，子宫增大会压迫膀胱，使人不断产生尿意。如果不是喝水过多、没有泌尿系统疾病，那么怀孕的可能性很大。

6. 皮肤色素沉着

孕期妇女面部常常会出现棕色的斑纹，小腹也会出现一条条棕色的直纹线，这就是所谓的妊娠斑和妊娠线。如果出现了妊娠斑和妊娠线，就可以确定怀孕了。

7. 心情烦躁

怀孕后受到体内激素的影响，女性常常表现为烦躁不安，情绪波动大，做什么事都无法集中精力，对什么事都不感兴趣等。当然，导致心情烦躁的原因有很多，所以只能作为一个辅助症状，要综合其他症状共同进行判断。

8. 疲倦、嗜睡

怀孕早期，受精卵在子宫内发育，需要消耗母体大量能量，所以早孕期女性经常会感到无法调整的疲倦。这与以前工作或学习累了之类的疲倦大不相同，无法通过休息调养得到恢复。如果你睡觉的时间越来越长、间隔越来越短，而且即便这样还是觉得精神不济，那么你很有可能已经怀孕了。

以上的几种自觉症状应该综合考虑，如果只出现其中 1 种或 2 种，则不一定是怀孕的表现，有可能是其他原因引起的。如果出现了以上多种症状，就应该引起注意了，最好再进一步确认一下。比如说有测量基础体温习惯的女性，如果发现高温期已经持续了两周以上，前面的几种自觉症状又有多个吻合，那么怀孕可能性就更大了。如果还是不敢确定，那就干脆借助妇科检查、B 超检查以及妊娠测试等手段，确定是否怀孕。

（二）验孕方法

有了怀孕信号的女性，为了进一步确定是否怀孕，最好能运用医学手段。去医院验孕不但可以将判断的准确率提高到 100%，如果怀孕，还可以了解胚胎的发育情况。现在，产科医师常用的验孕方法有以下几种。

1.B 超检查

B 超实时显像是确定早期妊娠最准确快速的方法。

2. 妊娠尿检法

尿检实际上是根据尿液中所含的 HCG 抗原与含有 HCG 抗体的试剂相遇呈现的反应判定是否怀孕。受精后 7 ~ 10 天进行尿检，准确率几乎达到 100%。血检法和尿检法原理一样，都是利用 HCG 的特殊性质帮助确定是否怀孕。灵活易用的验孕棒及各种验孕试纸就是利用这个原理制成的，自己操作验孕虽然没有医院里得出的判断保险，但是误差也很低。

3. 黄体酮试验

月经迟迟不来的女性，每天肌肉注射黄体酮 10 ～ 20 mg，连用 3 ～ 5 天，如停止注射后 7 天内未来月经，怀孕的可能性很大。也可口服醋酸甲羟孕酮确认是否怀孕。

若以上方法仍不能确定是否怀孕，隔 1 ～ 2 周应重复检查。

四十三、孕期定期检查

（一）孕期检查的意义

孕期检查能及时发现、危害母婴健康及安全的因素，并对发现的异常情况及时加以纠正和治疗，最大程度地保障母婴健康。孕期检查具有以下重要意义。

（1）可以了解准妈妈全部的妊娠过程和健康，对孕期合并症和并发症做到早期预防、早期发现，并及早采取有效措施，尽可能避免病情发展，保障孕妇健康和胎儿正常发育。

（2）通过早孕初查，经过询问病史，全身体格检查、腹部检查、化验等方法，筛选有异常情况的准妈妈，并将她们转入有条件的上级医院进行系统监护。

（3）对有严重遗传病和畸形胎儿史的准妈妈，通过详细的家谱分析和遗传咨询，可及早确诊，果断采取措施，防止某些遗传病蔓延。

（4）对准妈妈进行孕期保健、合理营养、自我监护与母乳喂养知识的指导，消除准妈妈对分娩的恐惧心理和不必要的顾虑，增强准妈妈的信心和自我保健能力，减少孕期合并症的发生。

（5）产前检查可以发现一些异常情况并予以纠正；有些虽不能纠正，但可及时入院，并做到适时分娩。

（二）孕期检查项目及时间

1. 第 1 次产检：怀孕 12 周

（1）产检项目：建立妊娠期保健手册、确定孕周、推算预产期、评估妊娠期高危因素、血压、体重指数、胎心率、血常规、尿常规、血型、空腹血糖、肝功能和肾功能、HBV 表面抗原、梅毒螺旋体、HIV 筛查、心电图。

（2）温馨提示：之前没有做过婚前检查、孕前检查的人，还要增加珠蛋白生成障碍性贫血的筛查，家里养宠物的人，则要增加寄生虫检查。

2. 第 2 次产检：怀孕 16 周

（1）产检项目：分析首次产前检查的结果、血压、体重、宫底高度、腹围、胎心率、孕中期唐氏血液筛查（15 ～ 20 周）。

（2）温馨提示：第 2 次产检，最重要的项目是唐氏筛查，做唐氏筛查时检查前一天晚上 12 点以后禁食物和水，第 2 天早上空腹来医院进行检查。

3. 第 3 次产检：怀孕 20 周

（1）产检项目：血压、体重、宫底高度、腹围、胎心率、B 超胎儿畸形筛查（18 ～ 24 周）、血常规、尿常规。

（2）温馨提示：第 3 次产检项目中最重要的是 B 超筛查胎儿畸形，在孕期 20 周做超声波检查，主要是看胎儿外观发育上是否有较大问题。

4. 第 4 次产检：怀孕 24 周

（1）产检项目：血压、体重、宫底高度、腹围、胎心率、口服葡萄糖耐量试验、血常规、尿常规。

（2）温馨提示：第 4 次常规产检，最重要的项目是做口服葡萄糖耐量试验前一天晚上 8 点以后不要进食，水也少喝。喝糖水的时候不要太快，慢慢喝，一点一点地喝，不要一口喝完，要在 3 ～ 5 分钟之内喝完。喝完后最好多走动，这样一个小时内能量会有所消耗，会帮助降低血糖浓度。

5.第 5 次产检：怀孕 28 周

（1）产检项目：血压、体重、宫底高度、腹围、胎心率、产科 B 超检查、血常规、尿常规。

（2）温馨提示：这时期贫血发生率增加，准妈妈务必做贫血检查。

6.第 6 次产检：怀孕 30 周

（1）产检项目：血压、体重、宫底高度、腹围、胎心率、血常规、尿常规。

（2）温馨提示：这周的产检是进行常规的产检项目，准妈妈要注意每天都要自数胎动，发现异常就应该马上就医。

7.第 7 次产检：怀孕 32 周

（1）产检项目：血压、体重、宫底高度、腹围、胎心率、胎位、血常规、尿常规、胎心监护。

（2）温馨提示：一般从 32 周起，产检项目会加上胎心监护。你可以选择一个舒服的姿势进行监护，避免平卧位。

8.第 8 次产检：怀孕 34 周

（1）产检项目：血压、体重、宫底高度、腹围、胎心率、胎位、血常规、尿常规、胎心监护。

（2）温馨提示：第 8 次产检，除了常规产检项目外，准妈妈都需要做胎心监护了，做胎心监护前，你应该尽量多走动，或吃些点心，让宝宝活动起来，这样胎心监护就能更顺利进行。

9.第 9 次产检：怀孕 36 周

（1）产检项目：血压、体重、宫底高度、腹围、胎心率、胎位、血常规、尿常规、产科 B 超检查。

（2）温馨提示：这次产检，准妈妈需要做一次详细的超声波检查，包括胎儿双顶径大小、胎盘功能分级、羊水量等。医师将凭此评估胎儿当时的体重及发育状况，并预估胎儿至足月生产时的重量。

10. 第 10 次产检：怀孕 37 周

（1）产检项目：血压、体重、宫底高度、腹围、胎心率、胎位、宫颈检查、血常规、尿常规、胎心监护、胎位检查。

（2）温馨提示：孕晚期产检，除了胎心监护外，医师还会对你进行胎位检查，确认胎位以确定准妈妈可以自然分娩或是手术助产。

11. 第 11 次产检：怀孕 38 周

（1）产检项目：血压、体重、宫底高度、腹围、胎心率、胎位、血常规、尿常规、宫颈检查、胎心监护。

（2）温馨提示：这次产检，准妈妈除了进行常规的产检项目和胎心监护外，医师会帮准妈妈检查骨盆等综合情况，以决定分娩方式。

12. 第 12 次产检：怀孕 39 周

（1）产检项目：血压、体重、宫底高度、腹围、胎心率、胎位、宫颈检查、血常规、尿常规、胎心监护。

（2）温馨提示：此阶段的产检仍是以常规检查和胎心监护为主。不过，最重要的还是准妈妈养成每天自行检测胎动的习惯。

13. 第 13 次产检：怀孕 40 周

（1）产检项目：血压、体重、宫底高度、腹围、胎心率、胎位、宫颈检查、血常规、尿常规、胎心监护。

（2）温馨提示：到了预产期，这时候的产检除了一些常规检查之外，最重要的就是胎心监护，保证胎儿和准妈妈的安全。

（三）孕期检查的注意事项

（1）坚持定期检查。一般每次检查时医师会告知下次检查的时间，要遵照医嘱。发现异常应根据医师意见，增加检查次数，防止发生意外。

（2）检查的内容应由医师根据准妈妈的个人情况而定。归纳和保存好所有检查资料，可以减少重复检查，有助于医师了解孕期变化。

（3）穿宽松的孕妇服，以便检查时穿脱方便。

（4）除医嘱告知空腹外，应进食早餐，避免低血糖。

（四）孕期超声检查4~6次为宜

胎儿在宫内的发育是连续的过程，不同的孕期超声检查可能发现不同类型的胎儿异常，但不能发现所有胎儿结构畸形，而一些胎儿畸形表现仅能在特定孕周检出。因此，产前胎儿超声检查的时期非常重要，一旦错过最佳时期，必然导致检查结果的不确定性。

1. 停经6~8周

孕 7 周左右时做 B 超检查，主要确定是否为宫内妊娠、胚胎是否存活，是单胎还是多胎，胚胎着床的位置。排除妊娠有关异常（异位妊娠、葡萄胎、胚胎停育）及其他妇科疾病（盆腔肿块、子宫畸形）等。

确定宫外或宫内妊娠最可靠的方式是盆腔超声检查。正常情况下，在妊娠 6 周能通过超声看到胚胎的原始心血管搏动，即为宫内妊娠。

2. 孕11~14周

胎儿的主要器官在孕 12 周时已经基本形成，此时超声可显示胎儿部分主要系统器官结构，同时进一步确定胎儿的数目、双胎妊娠的绒毛膜性，确定孕周。

3. 孕18~24周

此期胎儿的各器官基本发育成熟，羊水量适中，超声图像清晰，是胎儿畸形筛查的最佳时期。

4. 孕32周至出生前

此期可进行 1 ~ 2 次超声检查。重点评估胎位、胎儿生长发育、胎盘、羊水、脐带血流、有无脐带绕颈等。条件允许的话，可以检出孕中期尚未出现的胎儿迟发性畸形。

四十四、产前筛查

（一）产前筛查的定义

产前筛查是针对胎儿的遗传筛查，是通过可行的方法，对一般低风险孕妇进行的一系列检查，发现子代具有患遗传性疾病高风险的可疑人群。产前超声筛查主要为检出是否存在胎儿的严重结构畸形或异常。产前筛查试验不是确诊试验，产前筛查结果如果显示高风险或者超声筛查可疑异常，一定要进一步行产前诊断。目前，产前筛查广泛应用于非整倍体染色体异常、神经管畸形、胎儿结构畸形等的筛查。

（二）产前筛查的人群

所有孕期妈妈都需要先做产前筛查，有高危因素的孕期妈妈需要直接做产前诊断。

（三）产前筛查的方法及内容

1. 非整倍体染色体异常筛查

（1）妊娠中期筛查：妊娠中期的血清学筛查通常采用三联法，即甲胎蛋白、HCG 和游离雌三醇，结合孕妇的年龄、孕周、体重等综合计算发病风险。检查时间一般为 15 ～ 20 周，唐氏综合征检出率为 60% ～ 75%，假阳性率为 5%。

（2）超声遗传学标志物筛查：超声检查发现的遗传学标志物又称为软指标，包括妊娠早期的胎儿颈后透明层厚度（nuchal translucency, NT）增厚、鼻骨缺失，妊娠中期的颈部皮肤皱褶增厚、肠管回声增强、肾盂扩张、长骨（肱骨、股骨）短缩、心室内强光点、脉络膜囊肿等。超声软指标异常时应注意是否存在其他结构畸形，并根据特定软指标的风险度，决定是否需要进一步产前诊断。

（3）无创产前检测技术：无创产前检测技术是根据孕妇血浆中胎儿来

源的游离 DNA 信息筛查常见的非整倍体染色体异常的方法。孕妇外周血胎儿游离 DNA 检测是一项无创产前检测技术，可以通过检测孕期母体外周血中胎儿游离 DNA 片段，来评估胎儿常见染色体非整倍体异常风险。这是一项无创、灵敏度和特异度比较高的产前筛查技术，目前应用于 13 三体综合征、18 三体综合征和唐氏综合征的筛查。这项技术应在孕 12 ～ 21^{+6} 周进行筛查。筛查的准确性高，对 13 三体综合征、18 三体综合征和唐氏综合征筛查的检出率分别为 91%、97% 和 99%，假阳性率在 1% 以下。

2. 神经管畸形筛查

（1）血清学筛查：筛查应在 15 ～ 20^{+6} 周进行，以 2.0 MOM 为甲胎蛋白正常值的上线。通过测定母血中某些特异性生化指标，计算患者唐氏综合征、18 三体综合征及开放性神经管畸形的风险值，筛查出高危人群。

（2）超声筛查：通过超声可以检出大多数胎儿严重的结构畸形，因此所有孕妇都应在合适的孕周进行系统性的超声筛查。超声筛查时间有 2 次，一次是孕 11 ～ 13^{+6} 周超声检查 NT，另一次是孕 20 ～ 24 周超声排畸，是孕期的 2 次重要筛查，如果发现异常，需要进一步产前诊断。99% 的神经管畸形可通过中期的超声检查获得诊断，孕妇血清甲胎蛋白升高但超声检查正常的患者不必取羊水检查甲胎蛋白。

3. 胎儿结构畸形筛查

妊娠 20 ～ 24 周，通过超声对胎儿的各器官进行系统的畸形筛查。妊娠中期胎儿畸形的产前超声检出率为 50% ～ 70%。

四十五、胎动、胎龄、预产期

（一）胎动

胎动是胎儿在子宫内的活动，是胎儿存活的标志。

1. 胎动出现的时间

胎动的时间一般在妊娠 18 ～ 20 周出现。但也因人而异，有的准妈妈在怀孕约 13 周时就可以感觉到胎动了，有的人却到 21 周时才有感觉，而绝大部分准妈妈都是在 17 ～ 18 周感受最为明显。总之，因每个人的敏感程度不同，察觉到胎动的时间也可能不同。如果准妈妈较晚感觉到胎动，那也不必担心，只要每次产检时听到胎宝宝的心跳正常就好。

2. 胎动时的感觉

有的孕妈说胎动像肚子里有小鸟在振翼，有的孕妈则说肚子里如同有蝴蝶在飞舞，还有的孕妈说感觉像肠子在蠕动一般，由此可见，胎动的感觉因人而异，不尽相同。

胎宝宝在不同时期所表现出来的胎动也不尽相同。刚开始时，胎动感觉轻微，用手掌放在腹壁上才能感觉到，孕中期以后，随着孕期时间的增加，胎动逐渐明显，次数也越来越频繁，同时动作幅度也越来越大，有的孕妈能感觉到胎儿在拳打脚踢。到妊娠 28 ～ 36 周，有时甚至可以看到肚皮会随胎宝宝的活动而局部隆起，到了孕晚期将近足月时，因胎宝宝体重增加、体型增大，子宫内的空间变得相对狭小，到临产前因胎头固定，此时胎动反而会逐渐减少。

3. 胎动次数的测量

测胎动时，孕妇可取左侧卧位或半卧位，将两手轻放在腹壁上，数足一个小时，正常胎动为每小时 3 ～ 8 次。每天可于早、中、晚各测 1 次，然后将 3 次计数相加再乘以 4，便是 12 小时的平均胎动数。胎动次数并不恒定，一般在孕 21 周时，每天胎动为 40 次左右，孕 26 周时每天胎动约为 86 次，孕 34 周每天胎动可达 132 次，到出生前每天胎动又降至 107 次左右。数胎动时思想要集中，以免出现误差。

4.胎动变化可以提示胎儿在宫内的状态

当胎儿在子宫内感觉舒适安逸、精神满足时常做伸手、踢腿等动作，可碰撞到子宫壁，使孕妈妈感到胎儿在活动。胎动的类型可以是挣扎状的、蠕动的、波涌似的、顶撞样的、颠簸状的、推扭似的或孱弱的。若出现强烈挣扎状或推扭似的胎动，而且次数增多，可能是胎儿受到刺激、胎儿窘迫，或是孕妇腹壁受压使胎儿感到不适。如果胎动孱弱无力且次数减少，应想到孕妇患病或胎盘功能不全、脐带扭曲、服用镇静药等原因。胎动频繁或胎动明显减少，都可能是胎儿宫内缺氧的表现，应该立即就医，及时处理。倘若等到胎动消失才就医处理，则可能失去抢救的机会。

（二）胎龄

胎龄是自末次月经的第一天开始按周计算，一般胎儿分娩时的胎龄在 40 周左右。根据胎儿出生时的胎龄，将新生儿分为足月儿、早产儿和过期产儿。胎龄在 38 ~ 42 周出生的新生儿称足月儿，胎龄在 28 ~ 37 周出生的新生儿称早产儿，胎龄超过 42 周出生的新生儿称过期产儿。早产儿和过期产儿的死亡率均较足月儿高，新生儿期也较足月儿易患病。

胎龄通常由女性最后一次月经期的日期决定，假设排卵期发生在月经周期的第十四天。有时，妇女可能不确定自己最后一次月经的日期，或者我们可能有理由怀疑她的排卵期比她的月经周期的第十四天更早或更晚发生。这时，用超声检查来估计胎龄。妊娠 7 ~ 13 周之间，测量最准确的方法是胎儿的顶臀长。在妊娠 13 周后，胎龄可以用双顶径、头围、股骨长等来估计胎龄。

（三）预产期

1.预产期的计算

预产期是根据末次月经来推算，即按怀孕前的最后一次月经的第一天算起，月份减 3 或加 9，日子加 7；或自最后一次月经的第一天算起，往后推算 40 周。预产期只是粗略的估算，与实际分娩日期可能会前后相差 1 ～ 2 周。如果您只知道农历日期，应先换算成公历再推算预产期。计算的公式如下。

月份＝末次月经开始的第一天所在的月份＋ 9/ － 3

日期＝末次月经开始的第一天天数＋ 7

只要你的月经是很规律的，如果短于 28 天，比如 25 天，那么就是公式计算出来的日期往前推 3 天，如果周期是 35 天，那么就是公式计算出来的日期往后加 7 天。如果月经很不规律，那么早孕（10 周以前）时的第一个 B 超可以为大家确认预产期。

2. 末次月经时间记不清时推算预产期

对于末次月经记不清或者月经非常不规律的孕妈，预产期就得向医师寻求帮助了。医师会根据早孕反应开始的时间、胎动开始的时间、子宫底高度和 B 超检查孕囊大小、头臀长度、胎头双顶径及股骨长度值推算出预产期。最常用的两个 B 超是早孕 B 超（提示妊娠囊大小的 B 超）及测量胎儿头臀长度的 B 超（报告单里有"头臀长""顶臀长"）。如果这两次 B 超检查都错过了，那就要让医师来用其他径线核算预产期了。

3. 其他计算方法

同房日期（不适用于多次无保护的性生活）、尿阳性日期（不适用于尿检太晚的孕妇）、人工试管婴儿植入日期（不适用于自然受孕的孕妇）、排卵试纸阳性日期（受试纸敏感性的影响）、早孕反应出现日期（准确度差）、胎动日期（准确度更差），上述方法偶尔也会被用来推算预产期。

四十六、孕产期的生理和心理变化

（一）孕产期的生理变化

1. 十月怀胎母体的变化

（1）第 1 个月：怀孕的第 1 个月是从末次月经的第 1 天开始计算，但实际受孕只有 2 周左右。这一时期母体没有明显的变化，只是月经没有按时来潮，部分人可能出现很少量的阴道出血。

（2）第 2 个月：月经仍未来潮，同时可伴有恶心、呕吐、疲倦、乳房胀痛等症状。子宫开始增大，但从表面还看不出来。此时做尿妊娠检查可以明确诊断。

（3）第 3 个月：由于体内激素增加，会出现一些生理和心理变化。孕妇可能会感到精神紧张、情绪波动；脸部皮肤变得光滑润泽，但可能出现青春痘；感到比平常热，出汗多，建议多喝水；血液流量开始增加，心跳加快；体重增加，子宫增大已超出盆腔，体态仍没有明显的变化。怀孕第 3 个月应开始做第一次产前检查，并在以后定期做产检。

（4）第 4 个月：开始进入中孕期，是怀孕最平和的时期。此期体内孕激素分泌已稳定，早孕反应逐渐消失，感到精力比前一段时间好一些。由于子宫逐渐增大，可以在腹部表面触摸到子宫底（子宫顶端）的位置。第 4 个月末（孕 16 周）是做产前检查的重要阶段，孕妇血清学筛查一般在此时进行，这种检查可评估胎儿有无先天愚型或神经管畸形的风险。

（5）第 5 个月：开始感觉到胎动。此时子宫底增高至肚脐下，已能明显地显现出孕妇体态。随着子宫的增大，将压迫胃、肺、肾脏等器官，易导致消化不良、气喘、尿频。为了满足胎儿的生长发育，心脏输出的血液量增加了 20%，增大的血容量可增加对小血管的压力，如果鼻子和牙龈的血管受到影响，可能出现少量的流鼻血、牙龈出血。

（6）第 6 个月：怀孕 6 个月时，体重开始快速增加，在接下来的 10 周左右，增加体重约为整个孕期所增体重的一半。中孕期血容量增加快，但以血浆（血中的液体部分）增加为主，使血液稀释而引起孕期的生理性贫血，此期要注意摄入足够的蛋白质和铁，以免发生严重的贫血。6 个月时，开始感觉到腹部一阵阵地发紧，以后这种感觉会越来越强，这是子宫为分娩做准备的演练式收缩。

（7）第7个月：子宫已增大如足球般大小，子宫底达脐上 5 cm 左右。因子宫长大，向上挤压到胃部，使胃酸反流入食道，可能会感到胃灼热和反酸。随着子宫的增大和体内松弛素作用，使骨盆韧带及椎骨间的关节、韧带松弛，感到腰背部及肢体疼痛不适，胎儿的活动可能引起肋骨疼痛等。休息时采用侧卧位，可减轻这类不适。

（8）第8个月：子宫继续增大。通常情况下，胎儿的头已经朝下，压迫下腔静脉，影响下肢的血液回流，可能引起足部和踝部肿胀。因此，不要长时间以一种姿势站立或坐着，要经常活动下肢，休息时可抬高下肢，以避免或减轻足踝部肿胀。另外，从孕 8 个月早期（孕 29 周左右）开始乳房会有少量的黏性的水样物渗出，这是早期乳汁分泌，这时应开始做哺乳的准备了。

（9）第9个月：经过 9 个月的怀孕，子宫已较末怀孕时增大了 500 倍，至 9 个月末（孕 36 周）子宫底部已达到最高点，正好在胸骨的下方，会感到呼吸不舒服、肋骨疼痛，每餐吃少量的东西就有饱腹感。此时要尽量少吃多餐，充分休息。

（10）第10个月：进入 10 个月后，就进入了分娩倒计时。此时胎儿已经入盆，子宫底部降低，对胃、肺、肋骨的压力减轻，会有一种轻松感，呼吸和进食也容易多了。但因下降的胎儿对膀胱的压迫，尿频、尿急的现象比以前更严重。由于胎儿随时都有降生的可能，一定要做好分娩的准备，一旦出现有规律的腹痛、出血、破水等要及时去医院。

2. 胎儿的变化

胎儿的孕龄是以 4 周（28 天）为一个孕月，而不是通常日历上所划定的 30 天一个月。人们常说的"十月怀胎"按日历计算实际只有 9 个半月，以下所说的"月"是孕龄。

（1）第1个月：形成胚胎雏形，可区别头尾，形状如小海马。

（2）第2个月：身体轮廓形成，长出手、脚、眼、耳，内脏器官开始发育，B超检查可见早期心脏搏动。

（3）第3个月：头大，眼睑闭合，可辨出性别，四肢可活动，开始有吸吮动作。怀孕的头3个月是胎儿组织器官分化阶段，是胎儿发育最关键的时期，这一时期的胎儿最容易受各种有害因素的影响而产生出生缺陷。

（4）第4个月：肌肉发育，骨骼钙化，可以握拳，肘、腕部可以弯曲，开始有表情，能眨眼、张嘴等，部分孕妇可感觉到胎动。

（5）第5个月：毛发、指甲生长，牙齿发育。肝、肾、肺等脏器开始工作，出现吞咽、排尿功能。已有听觉和光感，对外界刺激敏感。

（6）第6个月：眉毛和睫毛生长，皮下脂肪开始沉积。已有触觉，对外界刺激有反应，胎动频繁。

（7）第7个月：大脑发育迅速，皮下脂肪少，开始睁眼，有呼吸运动，睡眠周期形成。

（8）第8个月：皮下脂肪增加，体重增加迅速，睾丸开始下降，已有味觉。

（9）第9个月：皮下脂肪积聚，睾丸降入阴囊，指（趾）甲长至指（趾）尖，已具有新生儿的行为能力。

（10）第10个月：各内脏器官发育成熟，大部分胎毛、胎脂已褪，胎体丰满。

（二）孕产期的心理变化

1. 妊娠期女性的心理特征

妊娠从卵子受精开始到胎儿脱离其附属物自母体排出终止，是一个正常而又复杂的生物过程。由于孕妇在这一过程中所发生的解剖、生理的巨大变化以及孕妇即将发生的社会角色转换，必然引起孕妇错综复杂的心理变化。孕妇的心理状态、举止行为等对胎儿发育和孕妇自身发生着影响。

通常，孕妇总的心理特征常常反映在一种正负交替的心理波动上。生育是女性的"专利"。倾听到新生命的胎音，孕妇肯定会产生不可掩饰的喜悦之情。另外，孕妇的心理上还有对婴儿性别、畸形、难产、经济负担等的担忧。心理上，有相应的 3 个心理妊娠期来描述正常妊娠女性的心态。

（1）第 1 个时期：多数孕妇将妊娠纳入自己的生活计划，并为进入妈妈角色做好心理准备。初期妊娠女性的心理反应强烈，感情丰富，如矛盾、恐怖、焦虑、将信将疑或内向等，情感变化甚至可在整个妊娠期间重现。此时期孕妇常全身倦怠、头晕、恶心、呕吐、厌食，这是正常的妊娠反应。有的孕妇情绪不稳定，容易激动或流泪，也有的孕妇变得寡言少动，对事物过于敏感，易受伤害。孕妇由于味觉及嗅觉变得敏锐，对食物的爱好明显改变，喜食酸性食物或辛辣食物如泡菜、辣椒等。兴趣爱好也发生改变，如欣赏儿童娓娓动听的歌曲、观看小朋友做游戏，说明孕妇在适应身体的生理变化，开始输入眷恋小生命的母爱。有的孕妇对性生活有畏惧和回避的现象，也有部分孕妇性兴奋增强，两者都属正常现象。

（2）第 2 个时期：孕妇身体逐渐走入正常轨道。孕妇恶心、呕吐等反应消失，是相对比较稳定的时期，自我感觉良好是此期的主要特征。此期孕妇精神处于最佳状态，胎动出现，胎心可被听到，使孕妇感受到新生命的存在。胎儿作为脏器的一部分而变得具体，增强了妈妈的正向感觉。妈妈对胎儿生长和发育的过程感兴趣，会拉着丈夫的手放到腹部，让丈夫也分享幸福，并去了解胎儿，如找同等处境的人交谈，适应生理变化带来的不适。

（3）第 3 个时期：腹部膨大，压迫下肢，孕妇活动受限，加之子宫压迫出现尿频、便秘，会使孕妇再度出现心烦和易怒。有的孕妇因摄入钙及各种维生素不足，易出现下肢肌肉痉挛，痉挛部位多在拇指或腓肠肌，常于夜间发作使孕妇睡眠不足。此外，对丈夫陪伴和亲人的依赖心理增加。孕妇应通过孕产咨询、讲座和阅读有关文章，知道分娩是一个正常自然地生理过程，以减轻心理负担与压力，适应生理变化带来的不适。

2. 孕中期妻子的常见要求

了解怀孕的妻子对丈夫的期望，对丈夫帮助妻子顺利度过孕期十分有利。以下是大多数处于孕中期的妻子对丈夫的期望：

胎儿生长发育迅速，自己也度过了早孕反应阶段，对各种营养物质的需求也大大增加，可能会特别喜欢吃某些丈夫根本就不喜欢甚至厌恶的食物。自己从内心希望自己的丈夫能学习、了解有关营养方面的基本知识，帮自己纠正偏食的不良习惯，合理安排好自己的一日三餐，也可借此机会提高厨艺。

怀孕中期，准妈妈身体开始显得笨拙，此时就会希望丈夫能够照顾好自己，同时学习料理家务，为将来共同照顾孩子做好准备。

怀孕中期的家庭保健监护既是监护胎儿发育、健康状况的手段，又是三口之家共同活动的时刻。丈夫应当能关注这件事，帮助自己数胎动、听胎心、量体重；当自己大腹便便时，不要忘记提醒自己坚持不懈。

怀孕中期孩子的听觉、视觉、味觉、动觉、触觉均已逐步建立，与意识有关的脑皮质也开始成熟，这是早期施行胎教的好时机。自己希望丈夫能经常和自己一起，与自己体内的胎儿谈话、欣赏音乐，通过腹壁和孩子交流情感，刺激孩子对外界反应的灵敏性。从内心希望丈夫能与自己同步地感受孩子的成长历程。

现在这个时期正是进行胎教的最佳时期，希望丈夫能和自己一起感受自己的孩子带给他们的兴奋，感受孩子的胎动，感受孩子的心声。根据医师的要求，自己每天要为体内的孩子记数胎心音、胎动，还要定期测量自己的血压、腹围等。

3. 有正确的妊娠心理

怀孕之后，妻子在身体和心理上将产生比较大的变化，应该有足够的精神准备。

首先应当消除忧虑感。一些年轻妇女对怀孕抱有担心心理，一是怕怀孕后会影响自己优美的体型；二是难以忍受分娩时产生的疼痛；三是怕自己没有经验带不好孩子，或是担心产后上班工作后无人照料孩子。其实，这些顾虑都是没有必要的。毫无疑问，怀孕后，由于生理上的一系列变化，体型也会发生较大的变化，但只要注意按有关要求进行锻炼，产后体型很快就能得到恢复。事实证明，凡是在产前做孕妇体操，产后认真进行产后健美操锻炼的年轻妈妈，身体的素质及体型都很好地恢复了原状并有所增强。另外，分娩时所产生的疼痛也只是很短暂的一阵，只要能够很好地按要求去做，同医师密切配合，就能减少痛苦，平安分娩。

4. 产前抑郁症

产前抑郁症的危害性远远大于产后抑郁症，严重的话甚至还会做出伤害自己的行为，诸如自残、自杀等，累及胎儿的生命。

产前抑郁症是近年来出现的一种新的孕期心理疾病。女性从怀孕起，由于体内激素出现变化，特别在怀孕早期的 3 个月里，出现呕吐等各种身体不适；同时，心理也容易出现波动，情绪更容易低落。由于生育期女性是精神病易感人群，如果调节能力差的女性此时没有得到适当照顾，心理压力过大，难以从"少女角色"转换到"妈妈角色"，就可能在临床上表现出躁狂、抑郁、精神分裂，甚至出现意识障碍和幻觉，以致发生难以预料的意外事件。

丈夫在孕前、产后都要密切关注妻子的心理变化，尽一切可能关心她、体贴她，减少不良刺激，使之保持愉快心情和稳定情绪。

孕妇应该了解一些分娩和产后的卫生常识，减轻孕妇对分娩的恐惧感和紧张感。孕妇还应该及时调节情绪，放松心情，平时适当地进行户外运动，比如短途旅游、做孕妇操、游泳等，参与一些社交活动；保持充足的孕期营养，因为足够的营养和充分的休息能够避免心理疾病的发生。

四十七、孕产期营养与体重管理

（一）补充营养的原则

1. 记住"12.5, 4"

"12.5"是指准妈妈孕前体重较理想整个孕期体重增加是 10.0 ～ 12.5 kg。"4"是指孕期饮食安排至少应该每 4 个小时吃一餐，一日 5 ～ 6 餐，不要漏掉孕期饮食中的任何一餐，即使准妈妈不饿，发育中的宝宝需要有规律的饮食提供营养。

2. 营养食品多样化

不同的营养素存在于不同的食品中，现在还没有发现哪一种食品中含有全部的营养素，所以为了获得全面的营养素就不能偏食，就要保证食物的多样化。

3. 各种营养素比例要适当

孕期营养的补充首先是要保证有足够的热能供给。热能主要由碳水化合物、脂肪、蛋白质提供，其中碳水化合物应占总热能的 60% ～ 70%，脂肪供热能占 20% ～ 30%，蛋白质供热能占 10% ～ 15%。不适当的比例会影响营养素的吸收并加重肠道负担。

4. 掌握不同孕期营养的需要量

孕期不同，胎儿的生长速度也有所不同，营养素的补充也应随着胎儿的生长变化而增减。

5. 烹饪合理

保持食物营养减少营养素的损失，如蔬菜要先洗后切，即切即炒和红锅快炒等。

6. 针对个人不同情况而适当调节膳食

由于怀孕不同时期胚胎的发育速度不同，准妈妈的生理状态、机体的代谢变化和对营养素的需求也不同。按妊娠的生理过程及营养需要特点，准妈妈膳示指南分为孕前期、孕早期和孕中期、孕末期4个阶段。

（二）孕早期营养

准妈妈怀孕早期受妊娠反应的影响，膳食宜遵循以下原则。

1. 保证每天正常膳食

进食适量的蔬菜水果、优质蛋白质，注意粗细粮搭配，荤素比例适当，克服偏食的习惯。

2. 膳食清淡、适口，少吃辛辣刺激的食物

清淡、适口的膳食有利于降低怀孕早期的妊娠反应，使准妈妈尽可能多地摄入食物，满足其对营养的需要。食物包括各种新鲜蔬菜、水果、大豆制品、鱼、禽、蛋、肉及各种谷类食物。

3. 少食多餐

孕早期妊娠反应较重的准妈妈，不必像常人那样强调饮食的规律性，可根据准妈妈的食欲和反应的轻重及时进行调整，采取少食多餐的办法，保证进食量。

4. 保证摄入足量富含碳水化合物的食物

孕早期应尽量多摄入富含碳水化合物的谷类或水果，保证每天至少摄入150 g碳水化合物。谷类中碳水化合物的含量为75%，薯类为15% ～ 30%，水果约为10%。水果中的碳水化合物多为果糖、葡萄糖和蔗糖，可直接通过胎盘被胎儿吸收利用，而葡萄糖几乎是胎儿能量的唯一来源。

5. 补充叶酸

摄入富含叶酸的食物并补充叶酸。富含叶酸的食物有以下几类：①动物内脏，尤其是肝脏，如猪肝、鸡肝、羊肝等。②蛋类，如鸡蛋、鸭蛋、鹌鹑蛋等。③绿叶蔬菜，如菠菜、芹菜、韭菜、小白菜等。④坚果类，如榛子、花生、核桃、开心果等。

专家建议：孕早期营养要掌握 6 个原则。一是营养要合理全面；二是提供适量的优质蛋白；三是保证适量热能的摄入，防止酮体的产生；四是确保矿物质食物供给，特别是注意含钙、磷、锌高的食物摄入；五是适量摄入维生素，特别是 B 族维生素的供给；六是选择新鲜无污染的蔬菜和水果，防止腹泻和便秘的发生。

（三）孕中期营养

从孕中期开始，胎儿生长发育加快，母体的子宫、胎盘、乳房等也逐渐增大，因此孕中期需要相应增加食物量，以满足准妈妈和胎儿的营养需要。孕中期妇女血容量和红细胞迅速增加，因此对铁的需求量也相应增加。孕期铁缺乏会影响胎儿的发育，并导致婴儿出生后智力和行为发育异常。怀孕 16 ～ 24 周是胎儿生长发育及大脑发育的迅速阶段，此时饮食的质与量都必须保证，并注意使食物的基本营养素、碳水化合物、蛋白质、脂肪、维生素和矿物质搭配理想。可交替食用动物性食物（鸡、鱼、瘦肉、蛋类、牛奶及动物心、肝等）和植物性食物（五谷杂粮、瓜、果、蔬菜、坚果及海生植物等）。但不宜贪食、过食，要维持体重增长在正常范围。

专家建议：孕中期营养把握好 6 个原则。一是每天能量摄入较孕早期有所增加；二是确保蛋白质的足量摄入；三是适量增加脂肪的摄入，脂肪摄入量占全天热能的 25% ～ 30%；四是每天摄入适量的矿物质，特别是含钙、磷、碘的食物；五是适当增加维生素的摄入量，特别是富含叶酸和维生素 B_{12} 的食物；六是饮食应清淡，防止因水钠潴留而引起水肿，减少心脏负担。

（四）孕晚期营养

孕晚期胎儿生长加速，脑细胞发育加快，骨骼开始钙化。准妈妈对蛋白质、能量、维生素和矿物质的需要明显增加。孕晚期准妈妈应注意增加钙的摄入，并通过调节食物的摄入量来保证体重的正常增长，避免过轻或过重。妊娠 28 ～ 40 周，是胎儿肌肉、骨骼、脂肪及大脑等发育与功能完善的时期，胎儿生长快，达到最大加速期。准妈妈尤其要注意蛋白质及钙、铁、锌等微量元素的摄入，并适当限制碳水化合物（糖、淀粉）及脂肪的摄入，以免造成准妈妈过重或胎儿偏大，增加难产机会。

1. 适当增加鱼、禽、蛋、瘦肉、海产品的摄入量

鱼、禽、蛋、瘦肉是优质蛋白质的良好来源。鱼类还可提供 Ω-3 多不饱和脂肪酸，对孕期胎儿的脑和视网膜功能发育极为重要，所以准妈妈选择动物性食物应首选鱼类。蛋黄是卵磷脂、维生素 A 和维生素 B_2 的良好来源。每周进食 1 ～ 2 次海产品，如海鱼、海带、紫菜等以满足碘的需要。

2. 适当增加奶类的摄入

奶或奶制品富含蛋白质，同时也是钙的良好来源。每天至少喝 250 mL 的牛奶或奶制品及补充大约 300 mg 的钙。

3. 常吃含铁丰富的食物

从孕中期开始准妈妈血容量和血红蛋白增加，同时胎儿需要铁储备，宜从孕中期开始增加铁的摄入量，经常摄入含铁丰富的食物。

专家提醒：孕晚期营养要掌握 6 个原则。一是此期间为母体及胎儿蛋白质储备最多的时间，因此蛋白质特别是优质蛋白质摄入应有相应增加；二是保证能量供给，适当限制脂肪、糖等高热量食物；三是适当增加钙含量高及促进钙吸收的食物；四是适当增加含铁丰富的畜类食物，以增加铁的摄入；五是给予充足的水溶性维生素，特别是维生素 B_1 的摄入，为分娩做准备；六是摄入足量的多不饱和脂肪酸，以满足胎儿大脑发育的需要。

（五）孕期饮食禁忌

1. 忌烟酒

香烟中含有大量尼古丁，酒类中含有乙醇，均可造成胎儿畸形或智力障碍，有时还能引起流产。

2. 忌喝浓茶与咖啡

浓茶与咖啡均可使准妈妈过度兴奋，心跳加快，血压升高，容易造成失眠而影响胎儿生长发育。常喝浓茶将妨碍准妈妈对铁和蛋白质的消化吸收，容易影响食欲，导致贫血及便秘。

3. 少吃食盐

准妈妈饮食不宜过咸，因为食盐可造成水钠潴留而加重水肿。倘若准妈妈水肿，并伴有高血压、蛋白尿等妊娠中毒症状时，更应严格限制食盐的摄入，轻症患者每控制在 5 g 以下，重症患者控制在 2 g 以下或遵医嘱。

4. 少食冷饮及辛辣刺激食物

准妈妈在妊娠期由于胎盘产生大量孕激素，使胃肠道平滑肌张力减小，胃酸降低，胃肠蠕动减弱，胃肠黏膜娇嫩，故对冷热、辛辣刺激特别敏感。如果过食冷饮、辣椒、胡椒等刺激性食物，容易引起食欲不振、消化不良、腹痛腹泻，甚至导致胎动不安和流产。

5. 尽量少喝可乐型饮料

可乐型饮料中含有咖啡因。由于孕期母体清除咖啡因的能力减弱，积蓄在体内的咖啡因能迅速通过胎盘对胎儿产生毒性作用。因此，过量饮用可乐型饮料会让胎儿受到咖啡因的不良影响。如咖啡因可能破坏人类细胞的染色体，使之发生变异，而且会影响人体对铁的吸收，还有兴奋中枢神经的作用，使准妈妈出现暂时性心律不齐或呼吸急速，不利准妈妈和胎儿的休息等。

6. 桂圆与动物肝脏不宜多食

准妈妈过多地食用桂圆易出现漏红、腹痛症状，从而导致先兆流产。准妈妈也不宜过多地食用动物肝脏，因为动物肝脏中含有大量的维生素 A，如果过多食用就会导致准妈妈恶心、呕吐、头痛等。因此，建议准妈妈少食动物肝脏。

（六）避免食物过敏

如果准妈妈知道自己对某种食物过敏，就应对其敬而远之。因为这些过敏的食物一旦从胎盘潜入胎儿血液循环中，就会妨碍胎儿的生长发育，甚至损害某些脏腑器官，可能导致胎儿畸形或留下终身难愈的遗传病，如支气管哮喘、荨麻疹、癫痫等。所以准妈妈需注意以下几个问题。

（1）准妈妈在孕前过敏的食物，在怀孕期间应禁止食用。

（2）不吃过去从未吃过的稀少食物或霉烂变质的食物，同时对异种蛋白类食物，如动物的肝、肾、蛋类、奶类等应煮熟、煮透才吃。

（3）不吃容易引起过敏的食物，如海产品中的鱼、虾、蟹、贝壳类以及辛辣刺激大的食物，如芫荽、烧酒、火锅等。

（4）在食用某些食物后，如发生皮肤起红疱疹或发痒、心烦、气喘、呕吐等现象，应立即停止食用，并就诊。

（七）准妈妈喝水有讲究

1. 晨起空腹饮水

研究表明，白开水对人体有"内洗涤"的作用，早饭前 30 分钟喝 200 mL 新鲜的 25 ～ 30 ℃的白开水，可以温润胃肠，使消化液得到足够的分泌，以促进食欲，刺激肠胃蠕动，有利定时排便，防止痔疮便秘。

晨起空腹饮水能很快被胃肠吸收进入血液，使血液稀释，血管扩张，从而加快血液循环，补充细胞夜间丢失的水分。

2. 尽量不喝饮料

有的饮料中除了含有较多的咖啡因外，还含有色素、香精和防腐剂，这些成分都可能对胎儿不利。

3. 果汁不能代替白开水

很多准妈妈认为，多喝果汁可增加营养，生出的宝宝皮肤会细腻白嫩，就以果汁代替白开水了。虽然果汁中 95% 以上是水分，但是也含有果糖、葡萄糖、蔗糖和维生素。这些糖类很容易消化吸收，果糖和葡萄糖经代谢还可以转化为中性脂肪，不但促使准妈妈体重迅速增加，而且易引起高脂血症。另外果汁进入体内，其成分的运载和代谢，亦需要水的参与，如果光喝果汁而未额外补充白开水，反而会引起体内严重缺水而影响孕妇胎儿的健康。所以一般主张准妈妈每天饮用果汁量不超过 500 mL，而且宜在饭后饮用。

4. 牛奶不能代替白开水

牛奶的营养丰富，钙的含量高，且易被人体吸收，所以是孕期的保健佳品。但是喝牛奶不能代替白开水，因为牛奶中含有丰富的蛋白质、脂肪、维生素和微量元素，这些成分的代谢、消化和吸收需要消耗大量的水分，如果大量饮用而忽略了水的摄取，将会导致机体严重缺水。

专家建议：准妈妈每天保证 400 ~ 600 mL 牛奶就完全可以满足自身和胎儿的健康需求，建议准妈妈临睡前喝上一杯牛奶，既可补充营养，又能使准妈妈情绪稳定，促进睡眠，有利于胎儿的成长发育。

（八）孕期补钙分阶段

孕期钙需求量比较大，加之代谢增强，准妈妈常处于低钙状态，因此准妈妈常出现小腿抽筋等现象。但并不是一怀孕就要补钙，也不是多多益善，多余的钙可加重肾脏负担，还会影响其他营养成分的吸收代谢。

1. 孕早期不需额外补钙

孕早期是胎儿细胞分裂和器官初步形成期，胎儿对钙的需求量特别少。准妈妈与普通人的钙需求量基本相同，每天 800 mg，多晒太阳即可。

2. 孕中期可补可不补

孕中期胎儿生长迅速，每天需要摄入的钙量增加至 1 000 mg。建议准妈妈每天吃孕妇专用奶粉、孕妇维生素、虾、豆制品等含钙量高的食物即可。如准妈妈有小腿抽筋的现象，则应在医师的指导下适当服用钙片。

3. 孕晚期是补钙的关键

孕晚期母体和胎儿的钙需要量进一步增加，每天约需 1 200 mg。光靠食物已很难满足，需要在医师指导下适量补充钙片。

（九）孕期饮食卫生

注意饮食卫生，尽量不要购买不符合卫生标准的食品或者在没有质量保证的饭店或排档吃饭。生食和熟食要分开，不要吃生肉和未煮熟的鱼类和家禽，食用这些食物可能会感染李斯特菌病，这是一种可能导致流产或死胎的食物传染病。餐具、茶具应煮沸或消毒柜消毒，不随便使用他人的餐具、茶具。无论在何处就餐，建议使用公筷，以避免交叉感染。防止食物变质，把冰箱冷藏室内的温度控制在 2～4 ℃之间，冷冻室温度控制在 -18 ℃以下，以防止食品变质。勤洗手能防止病从口入，要养成饭前饭后、便前便后、外出回家洗手的习惯。如果准妈妈需要换猫砂或者做园艺，最好戴上手套，以避免感染弓形虫病和其他对胎儿发育有害的传染病。

（十）孕产期体重管理

1. 孕期体重增加标准

孕期增加的体重，一方面来自准妈妈本身的体重增加，另方面来自胎儿的体重，还有羊水和胎盘的重量。孕前体重超过标准体重 20% 的女性，孕期体重增加以 7～8 kg 为宜，孕中期开始每周体重增加不宜超过 300 g。

孕前体重正常，孕期体重增加的适宜值为 12.5 kg，孕中期每周体重增加的适宜值为 400 g。孕前体重低于标准体重 10% 的女性，孕期体重增加的目标值为 14～15 kg，孕中期开始每周体重增加的适宜值为 500 g。从孕期第 28 周起每周增加 500 g，孕后期每周增加 300～350 g。

2. 控制孕期体重过度增长

怀孕期间，保证孕妈妈的营养均衡是关键。孕期营养不良或营养过剩，都会影响宝宝的健康成长。

专家建议：孕妈妈的膳食以五谷杂粮为主，食物不要过于精细，油、盐、糖需严格控制。细嚼慢咽，食欲特别好，体重超过标准体重 20% 的准妈妈只吃七分饱，管理好进食的总热量，保持摄入量与消耗量平衡。

准妈妈应定期监测自身的体重，并根据体重增长的速度适当调整食物摄入量；应根据自身的体能每天进行不少于 30 分钟的低强度身体活动，最好是 1 ～ 2 小时的户外活动，如散步、做体操等。

3. 孕期体重增长过快要及时看医师

孕妇应每周测体重 1 次。若体重增长过快，则可能是双胎或胎儿水肿、羊水过多，也可能是葡萄胎或妊娠中毒症。若连续 3 周体重不增，则说明胎儿发育不良，应加强营养并去医院检查。

四十八、孕产期性生活与运动

（一）孕产期性生活

1. 孕早期应避免和减少性生活

妊娠期间可以适当进行性生活，但是不适当的性生活又是引起流产、早产、羊膜早破和产褥感染的重要因素，会直接危害母子健康。

孕初 13 周内要尽量避免性生活。怀孕后由于性激素的作用，准妈妈的生殖器官血流更加丰富，血管充血，容易受伤和出血。在孕早期胎盘尚未发育成熟，体内激素水平不稳定的情况下，容易发生流产；此时准妈妈的性欲也受到一定抑制，因此，孕早期内要尽量避免和减少性生活。

2. 孕晚期应禁止性生活

怀孕最后 3 个月，尤其是临产前 1 个月，应该绝对禁止性生活。此时，准妈妈子宫颈变软、变松、缩短，子宫颈口逐渐张开，子宫相当敏感，倘若性交极易诱发宫缩，引起早产，也容易将病菌带入宫腔，造成产时或产后感染。

3. 孕中期可适当进行性生活

孕中期即妊娠 16 ～ 28 周，是一个相对安定稳固的时期，此时胎儿成形，胎盘成熟，只要准妈妈健康状况良好，可以适当进行性生活。但每周以不超过 1 次为宜，而且每次时间不宜过长，时间宜选在睡前，动作要轻柔缓和，性交姿势可选择男女面对面的前侧位或女前男后的后背位，避免挤压准妈妈增大的腹部，避免生殖器过深地进入阴道。由于乳头的刺激可以引起子宫的收缩，有导致早产的危险，所以要避免过强刺激乳房部位。

4. 不宜进行性生活的情况

除了上述孕早期要尽量避免和减少性生活，孕中期可适当进行性生活，妊娠晚期尤其是临产前 1 个月不宜进行性生活之外，出现下列情况也不宜进行性生活。

（1）有腹痛、阴道出血或医师认为有流产或早产可能的时候。

（2）有多次流产史或早产史的孕妇。

（3）有前置胎盘等产科原因不宜同房者。

（4）有严重合并症者。

（二）孕早期运动

妊娠早期（妊娠 1 ～ 3 个月）如无先兆流产、自我感觉良好的准妈妈，可进行以下运动。

1. 松弛身心运动

（1）仰卧全身伸直，双手平放身旁；头及双膝下各放一个枕头，使双膝屈曲。

（2）左侧卧单膝屈曲，中间放一个枕头。此两种方法宜在午睡或晚间睡觉前做，同时保持全身松弛，可使准妈妈减低精神压力及肌肉的紧张。

2. 有氧运动

（1）散步：散步是整个孕期最适宜的运动，它不受条件限制，可以自由进行。散步时，边呼吸新鲜空气，边欣赏大自然美景，可以提高心肺和神经系统的功能，促进新陈代谢，使腿肌、腹壁肌、心肌都得到一定的锻炼。散步过后，会产生轻微适度的疲倦，能稳定情绪，有助于增进食欲和睡眠，还可以愉悦心情，消除烦躁和郁闷。散步最好选择在绿树成荫、花草茂盛的地方进行。如空气清新、氧气浓度高、尘土和噪音都比较少的公园。

1）舒缓散步法。首先放一些轻松舒缓的音乐，然后按节奏行走，步伐不要太大，自我感觉轻松舒适就好，同时，双臂自然在身侧摆动，幅度不必太大，配合深呼吸（将充足的空气从鼻孔吸入肺部，由嘴部呼出），这种散步方式可扩张肺部功能，锻炼分娩时需要的呼吸技巧。

2）交替散步法。所谓交替就是快慢结合，第一步，从慢走开始，利用慢走热身，10分钟左右即可。第二步，步伐稍微加快，1～2分钟即可。第三步，快步行走2分钟即可。如此循环4～5次，其中自第二次开始，慢走减为5分钟，结束时，慢走5分钟，放松身体。这样可以锻炼腿部肌肉力量，帮助自然分娩。

3）综合散步法。就是在第二种散步法基础上，添加肢体动作，达到活动全身的目的。比如每做完一个循环，双腿微开至臀宽，手臂抬起至与肩同宽，手掌向前伸展，然后匀速下蹲3～5次；一手掐腰，另一只手臂前伸，上半身向手臂掐腰一侧转，同时匀速下蹲。这一过程也是3～5次，做完换方向，同上。

（2）深呼吸运动：腹式呼吸练习。腹式呼吸应从卧位开始，分4步进行。①用口吸气，同时使腹部鼓起；②再用口呼气，同时收缩腹部；③用口呼吸熟练后再用鼻吸气和呼气，使腹部鼓起和收缩；④在与呼吸节拍一致的音乐伴奏下做腹式呼吸练习。

深呼吸运动可从怀孕16周开始练习，每天1～2次，每次10遍。以便分娩阵痛时可以自如地松弛腹部肌肉、减轻痛苦。

（3）踏步运动：双脚站立在地板上，双手自然下垂，双脚尽可能提起做踏步运动，同时将手举过肩部在头顶交叉，再缓缓放回原位，反复做几次。大幅度甩动手臂。踏步热身，向左向右转动身体。

踏步运动可从怀孕 18 周开始练习，每天 1 ～ 2 次，每次 4 个 8 拍。以增加体能，柔软韧带，为分娩做准备。

3. 腿部运动

（1）脚踝运动：仰卧，双脚用两个枕头垫起，脚趾及脚踝上下摆动，然后向左右打圈摆动，重复动作 10 次。如运动时出现抽筋，准爸爸可替准妈妈伸展脚踝约 10 秒，有治疗抽筋之效；按摩小腿也会令小腿肌肉松弛。

（2）腿部旋转运动：站在椅子的背后，手扶椅子背部，先固定一脚，一腿做 360°的旋转，做完换腿再继续做，每天早晚交替各做 5 ～ 6 次。以促进腿部血液循环，减少水肿及抽筋等情况发生。并使骨盆肌肉强韧，增加骨盆及阴部肌肉的弹性，减轻腰酸背痛，有利于分娩。要注意的是，椅子高度应与身高成正比，不可有轮子，手扶椅子背部时手肘部的关节要伸直。

4. 脊柱伸展运动

脊柱伸展运动可减轻准妈妈腰酸背痛。

（1）方法 1：准妈妈站立，两脚平行分开与肩同宽，双手在身体前方交叉，缓慢抬举过头交叉，抬头，停留数秒，双手放下还原。

（2）方法 2：准妈妈仰卧，两脚平行分开与肩同宽，双膝弯曲、双手抱住膝关节下缘、头部向前弯曲，下巴尽量贴近胸口，使脊柱与背部至臀部肌肉成弓字形，然后返回原来姿势。

5. 哑铃操

准妈妈坚持做哑铃操，可锻炼手臂肌肉力量，为分娩做准备。

（1）方法 1：两脚平行分开与肩同宽，双手各握住约 1 kg 重哑铃自然下垂，缓慢抬举过头交叉，抬头，停留数秒，双手放下还原。

（2）方法 2：两脚平行分开与肩同宽，双手各握住 2 磅重哑铃放置胸前，吸气时展开双臂停留数秒，吐气时双手伸展收至身体前方，重复 4 ～ 8 遍。

6. 肩部运动

肩部运动可柔软肩、颈部关节，消除肩、颈部的疲劳。两臂平举至肩部，肘部内屈并轻触肩头。继续上抬肘部，使其与耳朵相接，将整个肘部由后向前旋转。

（三）孕中期运动

以下运动适合 4 ～ 7 个月的准妈妈练习。

1. 盘腿坐式运动

盘腿坐式运动可锻炼准妈妈腹股沟的肌肉与关节处韧带的张力、防止孕末期由于长大的子宫压迫所产生的痉挛或抽搐。

准妈妈平坐于硬地板上，两小腿平行交接，一前一后两膝盖尽可能分开，每天 1 次，每次 5 ～ 10 分钟。

2. 盘坐压膝运动

盘坐压膝运动可增加小腿肌肉的张力、避免大腿根部扭痛、小腿痉挛或抽搐。

准妈妈平坐于硬地板上，两膝盖尽可能分开，两脚相对，双手平放于膝盖上上下压动，每天 1 次，每次 5 分钟左右。

3. 盘坐伸腿运动

盘坐伸腿运动可增加小腿肌肉的张力、避免大腿根部扭痛、小腿痉挛或抽搐。

准妈妈平坐于硬地板上，两脚相对两膝盖尽可能分开，双手平放于膝关节上，然后利用手臂力量扶持，使小腿一伸一屈，每天 1 次，每次 5 分钟左右。

4. 腰部运动

（1）方法 1：准妈妈站在椅子的背后，手扶椅子背，慢慢吸气，用手臂的力量把身体抬高，使身体的重力集中于椅背，腰部挺直，脚后跟抬起，然后慢慢吸气、手臂放松、还原，恢复原来的姿势，每天早晚交替各做 5 ～ 6 次。此法可减轻腰部酸痛、帮助分娩时增强腹压及会阴部的弹性，促使分娩顺利。

（2）方法 2：准妈妈仰卧位，后背紧靠床面，双膝曲立。双手手掌向下置于身体两侧。腰部贴近床面时收缩肛门，将腹部呈弓形向上突起，使挺起的背与床面之间能伸入平放的手掌。默数 10 下左右，恢复原来的姿势。此法可松弛骨盆和腰部关节，柔软产道出口肌肉，并强健下腹部肌肉。建议每天练习 6 ～ 8 次。

（3）方法 3：准妈妈仰卧，两膝并拢曲立。将并拢的双膝缓缓倒向一方，双肩不离开床面。此法可强健腰部、肋部肌肉，柔软腰部关节、韧带。建议每天练习 6 ～ 8 次。

（4）方法 4：准妈妈仰卧，左腿伸直，右腿屈膝，右脚心平贴于床面。右腿的膝盖缓缓向左侧倾倒。恢复原位后，再向相反方向倾倒。左右腿交替。此法可强健肋部肌肉，柔软腰部关节。建议每天练习 6 ～ 8 次。

5. 颈肩部与肘关节运动

盘腿交叉而坐，肘部弯曲，张开五指扶于肩膀上，保持两上手臂成一直线，然后肩关节由前往后旋转。每天早晚交替各做 5 ～ 6 次，以减少背痛、强壮胸部及乳房肌肉的张力。

6. 下蹲运动

准妈妈站在椅子的背后，手扶椅子背。两脚分开与肩一样宽，腰部挺直，肩、腰与臀部成一直线，由上慢慢往下蹲，每天早晚交替各做 5 ～ 6 次。以保持身体平衡、强壮骨盆底部肌肉的张力，有助于分娩。

7. 产道肌肉收缩运动

产道肌肉收缩运动可增加阴道与会阴部肌腱的弹性，避免分娩时大小便失禁，减少阴道的撕裂伤害，有助于分娩。产道肌肉收缩运动可于怀孕

25 周开始，每天 2 次，每次练习 3 ~ 5 次。

（1）方法 1：可坐、站，准妈妈站在椅子的背后，手扶椅子背，两脚分开与肩同宽，如同解大小便一样，尽量缩紧会阴部肌肉，然后如同忍住大小便，使尿道及肛门处肌肉收缩，每天早晚交替各做 5 ~ 6 次。

（2）方法 2：平躺仰卧，双腿分开同肩宽，腿部双弯曲使小腿成垂直，利用足部与肩部支托身体，抬高臀部将两膝并拢，同时紧缩臀部肌肉，如同憋住大小便，然后腿分开，臀部放下。

（四）孕晚期运动

1. 膝胸卧位

准妈妈将身体跪伏于硬地板上，头偏向一侧，双手平整伸展于前方，胸部贴紧地面，双膝盖弯曲分开与肩膀一样宽，大腿与地面垂直，每天 1 次，每次 5 ~ 10 分钟。可纠正不正常胎位。

2. 猫背练习

（1）方法 1：将身体跪伏于硬地板上，头偏向一侧，双手掌平贴地板上伸直肘部，双膝盖弯曲分开与肩膀一样宽，吸气时将背部向上弓起，眼睛看肚脐，吐气时放松腰背部；每天 1 次，每次 5 分钟左右即可。

（2）方法 2：双手双膝着地，边呼气边缩紧肛门。低头，后背上拱成圆形。吸气，呼气时舒缓肛门，仰头，将面部朝前，保持重心前移的姿势，每呼吸 1 次做 1 次运动。

3. 骨盆的运动和练习

骨盆底肌肉如同托盘一样，托起着人体腹腔脏器、支撑身体，在女性怀孕后承担支撑并保护子宫内胎儿作用。女性怀孕后这些肌肉会变得柔软且有弹性，由于胎儿的重量，不少的准妈妈会感到沉重并且不舒服，到了怀孕后期，甚至可能会有漏尿症状；有的准妈妈在分娩后，由于盆底部肌肉的松弛，影响夫妻性生活的协调。为了使盆底肌肉富有弹性、柔性、韧性，减少分娩时的产伤，避免今后夫妻生活的不协调，从孕期开始就应该经常锻炼盆底肌肉。

（1）锻炼骨盆底的肌肉：准妈妈取仰卧位，头部垫高，双手平放在身体两侧，双膝弯曲，脚底平放于床面，像控制排尿一样，用力收紧骨盆底肌肉，停顿片刻，放松；再重复收紧、放松。每次重复做 10 遍，每天至少 3 次。

（2）骨盆倾斜练习：这项练习可以活动骨盆，增强腹部肌肉加强产力，对将来的分娩很有好处，如果准妈妈患有背痛，此练习可以减轻症状。①方法 1：手臂伸直，双手掌、双膝支撑趴在床上，要设法保持背部平直。②方法 2：背部弓起，收紧腹部和臀部肌肉，并轻微向前倾斜骨盆，呼气，此姿势保持数秒钟，然后吸气、放松，恢复原来的姿势。重复数遍。注意练习时保持两肩不动。

（五）运动的注意事项

准妈妈运动时着装宜宽松舒适，鞋要合脚轻便；运动中及时补充水分，防止虚脱；注意保暖，以免着凉；孕期不可做剧烈的运动，运动中准妈妈如出现晕眩、恶心或疲劳等情况，应立即停止运动；如发生腹痛或阴道出血等情况，要及时到医院检查。除此之外，运动时应注意以下几个方面。

（1）如在室内运动，应保证室内空气流通、灯光柔和。室内温度保持在 20 ～ 25 ℃。保持心情愉悦，全身放松。

（2）选择在地板上或硬板床上练习。

（3）练习前先排空大小便。穿宽松的衣服，运动时松解乳罩及腰带。

（4）不要在过饱或饥饿状态下运动，宜在两餐之间。

（5）次数由少而多，动作由简而繁，方法与姿势正确，以舒适为度。

（6）根据自己的具体情况选择适合的运动。运动时间长短、运动强度应遵循个体化和循序渐进的原则。避免参加可能失去平衡或有危险的运动，如骑马、骑车、滑雪或打网球。

（7）妊娠 20 周之后，不要尝试任何特别的活动，像仰卧起坐，这种运动会压迫输送血液到子宫的主要血管。注意观察自己的心跳频率，保证心率每分钟不要高于 130 次。

（8）运动中不要刻意追求运动效果。

（9）持之以恒，直至分娩。

（10）有以下情况之一，不适宜运动：①下腹不适、先兆流产、早产现象；②前置胎盘、多胎妊娠、试管婴儿；③有产科并发症，如妊娠糖尿病、高血压等。

四十九、孕产期用药

（一）孕期用药原则

准妈妈患病用药，既要对准妈妈本人无明显不良反应，还必须对胚胎、胎儿及即将出生的新生儿无不良影响。同时遵循如下原则。

（1）尽量不用药，因为药物难免会有毒副作用。

（2）能用一种药物就应避免多种药物联合使用。

（3）能用疗效肯定的老药就应避免用尚未确定对胎儿有无不良影响的新药。

（4）能用药物的小剂量就应避免使用药物的较大剂量。

（5）若准妈妈病情必须用药，在妊娠早期，使用了对胚胎、胎儿有害甚至可能致畸的药物，则应该先终止妊娠，然后再用药。

（二）孕期应如何合理用药

有些药物对胚胎、胎儿确实有不良影响，其影响的程度与用药时胎儿胎龄密切相关。

1. 着床前期

卵子受精至受精卵着床于子宫内膜前的这段时间称为着床前期。通常，对于月经规律、周期在 28 天左右的女性，从末次月经第 1 天算起，4 周之内服用的药物对胚胎所起的作用是遵循"全或无规律"。妊娠 4 周之内，胚胎还是一个尚未分化的细胞团，没有启动向各个组织器官的发育，如果药物的杀胚作用足够大，就会引发自然流产，如果药物作用轻微，强大的胚胎能够逃过一劫，一般不会发生某一组织器官的畸形或者缺陷。

2. 晚期囊胚着床后至 12 周左右

晚期囊胚着床后至 12 周左右是胚胎、胎儿各器官处于高度分化、迅速发育、不断形成的阶段，此时准妈妈用药，其毒性能干扰胚胎、胎儿组织细胞的正常分化，任何部位的细胞受到药物毒性的影响，均可能造成某一部位的组织或器官发生畸形。可见妊娠 12 周内是药物致畸最敏感的时期。

3. 妊娠 17 周以后

妊娠 17 周以后，胎儿各器官已形成，药物致畸的敏感性明显减弱，已不再能够造成大范围的畸形，但有些尚未分化完全的器官，如生殖系统仍有可能受到不同程度的影响。

4. 分娩期用药

分娩期用药还要考虑对即将出生的新生儿有无影响。因此，准妈妈在妊娠中、晚期和分娩期用药，也应持谨慎态度。专家提醒：因神经系统在整个妊娠期间持续分化发育，故药物对神经系统的影响一直存在。准妈妈用药，必须遵医嘱。

（三）慎用外用药

皮肤是人体最大的会"呼吸"的器官。有些外用药涂在皮肤上可迅速吸收进入血液，达到局部或全身的治疗效果。因此，外用药同样可以影响胎儿的健康，所以外用药一定要在专业医师的指导下使用。抗生素类外用药，如莫匹罗星软膏含聚乙二醇，被人体吸收且在体内蓄积，可能引起一系列不良反应。抗病毒外用药如阿昔洛韦软膏，可抑制病毒 DNA 复制，同时也影响人体 DNA 复制。

1. 糖皮质激素类药物

糖皮质激素类药物，如可的松、氢化可的松、泼尼松、泼尼松龙、地塞米松等，准妈妈长期、大量使用可造成胎儿肾上腺皮质功能减退。抗真菌药膏，如杀癣净等，对胚胎有毒性作用，准妈妈慎用。

2. 眼药水

氯霉素类眼药水具有严重骨髓抑制作用。四环素类眼药水易导致胎儿畸形。喹诺酮类眼药水，如氧氟沙星、环丙沙星等，会引起未成年动物软骨发育不良和关节病变。

3. 中成药

中成药同样不容忽视。如含有麝香、红花等活血化瘀成分的膏药，准妈妈都是禁用的。

4. 风油精

风油精的主要成分是樟脑，准妈妈体内的葡萄糖磷酸脱氢酶含量降低，尤其孕前 3 个月，若过多使用风油精，樟脑就会通过胎盘屏障进入羊膜腔内作用于胎儿，严重时可引起先兆流产，甚至胎儿死亡。

（四）孕期患病不能"硬扛"

许多准妈妈把"怀孕不能随便用药"误解成"孕期不能用药"。以至于"谈药色变"，使一些原本可以通过及早正确用药治愈的疾病失去了治疗的最佳时机。

当然，感冒初期，准妈妈可以多休息，多喝水，多吃富含维生素 C 的水果蔬菜。一般 5 ～ 7 天可痊愈。但如果出现加重或者高烧时，则不要选择"硬扛"。因为准妈妈免疫力下降，可能导致重症肺炎，甚至呼吸衰竭，或引起病毒性心肌炎、导致急性心力衰竭等，这样"硬扛"下去可能会威胁到母婴的生命，不得不提前终止妊娠。

因此，准妈妈如果生病了，即使是普通感冒，也应在专科医师的指导下合理使用药物治疗。

（五）孕期慎吃补药

健康状况良好的准妈妈最好不要擅自服用补药。对于一个不缺乏营养的人补得太过，会影响孕妇正常饮食的摄取和吸收。补药过量还会引起个体内分泌系统出血。另外，有许多激素含量较多的补药，如果滥用，会影响胚胎正常的发育成熟，干扰胎儿生理发育进程，从而会给胎儿出生后带来不良的影响，严重的情况还会危及生命。

中医认为，如果孕妇滥服人参、桂圆、黄芪等甘温补品，甘温极易助火，动胎动血，对有阴虚内热的孕妇来说，无异于火上加油，火盛则灼伤阻血，血热则妄行，上下气机失调，则很可能造成漏红、小腹坠胀等先兆流产或是早产，若气盛耗阴，扰动胎儿，还可危及生命。

五十、孕产期生活问题与处理

（一）恶心、呕吐

恶心、呕吐是妊娠前 2 个月最常见的不适，多是由于体内激素变化致胃肠平滑肌松弛而发生的症状；约有 1/2 的准妈妈有不同程度的恶心表现，1/3 的准妈妈有呕吐经历，以清晨最明显，少数准妈妈全天频发。

处理方法：①预防第一次呕吐的发生和发生时的控制很重要，因为呕吐一旦成了习惯，就很难克服。呕吐会消耗必要的营养，需注意满足准妈妈每天的营养需要。②减少焦虑并提供健康的环境可减少恶心、呕吐。③准妈妈要注意休息、放松，保持精神愉快。家人的关爱也有助于减少孕吐。④适当锻炼，保持室内空气流通。限制胃内食物容量有助改善孕期胃肠蠕动减慢的状况，指导准妈妈限制液体摄入量，少量多餐，坚持餐后散步，散步前可吃 2 ～ 3 块饼干。⑤减慢活动，减少消耗，避免不良刺激可减少恶心、呕吐的发作；准妈妈静卧 20 ～ 30 分钟后可慢慢散步；起床时，穿脱衣服等动作宜缓慢。

⑥避免油炸气味及油腻食物，可以吃一些姜、梅子或平常喜爱吃的零食以缓解恶心的感觉，预防呕吐。注意进餐后休息。⑦少数准妈妈呕吐剧烈则不可大意。如果呕吐反复发作，频繁且剧烈伴全身无力、精神不振等，应及时去医院就诊。

（二）尿频、尿急

妊娠早期，由于子宫增大压迫膀胱导致尿频、尿急。当妊娠 12 周子宫越出盆腔后，症状自然消失。妊娠晚期，由于胎先露入盆，膀胱再次受到挤压，尿频现象又重复出现。某些准妈妈咳嗽、擤鼻涕或打喷嚏时有尿外溢情况。

应对方法：①准妈妈要了解出现症状的原因，只要排除尿道感染情况，尿频、尿急属于正常现象。不必为此限制准妈妈液体的摄入量，以免导致脱水，影响机体正常代谢过程。②准妈妈可做缩肛运动，训练盆底肌肉的张力，控制排尿。尿频、尿急以及孕期溢尿情况，在妊娠终止后，症状自然消失。如果症状继续存在，表示会阴肌肉过度松弛或盆底有损伤，应该去医院进一步检查、处理。

（三）胃部不适

准妈妈常有反酸、嗳气、上腹压迫感等症状，这是子宫增大造成胃部受压的结果。加上孕期胃肠蠕动减弱，胃部肌肉张力低，尤其胃贲门部括约肌松弛，导致胃内容物倒流到食道下段，食道黏膜受到刺激产生胃区烧灼感，准妈妈主诉"烧心"。

应对方法：①饭后立即卧床休息，取自我感觉舒适的体位。②脂肪及油炸食品均会加剧"烧心"症状，故应尽量少吃。有人认为脂肪有抑制胃酸分泌的作用，因此饭前吃些奶油、奶酪加工食品，有预防"烧心"作用。③"烧心"时，可遵医嘱服用氢氧化铝、三硅酸镁等制酸剂，但应避免选用含重碳酸钠的食物（如苏打饼干）或药物，以免所含的钠离子促使水潴留，造成电解质紊乱。④准妈妈坚持少量多餐的原则，可以减少胃内容物体积，缓解症状。

（四）腹胀

孕期由于胃肠道活动减弱，肠内气体常易积聚引起令人不悦的腹胀，这些症状多不需特殊治疗。

应对方法：①尽量少吃或不吃容易引起胀气的食物，如萝卜、洋葱、卷心菜、豆类、白薯、蜂蜜、韭菜、生葱、生蒜、生苤蓝（芥蓝头）、芹菜等。②避免过饱情况，以少量多餐方式满足机体的需要。③养成定时排便的习惯，适当锻炼能促进肠蠕动，有预防和减轻腹胀的作用。必要时可按医嘱使用缓泻剂或软化大便的药物，保持大便通畅，也有助于减轻症状。

（五）便秘

准妈妈便秘主要是增大的子宫推挤使小肠移位、液体摄入及室外活动量减少、孕期肠蠕动减缓、孕期补充铁剂等所致。

应对方法：①多喝水。准妈妈要养成多喝水的习惯，平均每天喝2 000 ～ 2 500 mL 水，也可喝适量的稀释的蜂蜜水预防便秘。②多吃蔬菜、水果。蔬果含有足够的膳食纤维，这些膳食纤维可以促进肠胃的蠕动，有助于排便。蔬果含有丰富的维生素，对准妈妈和胎宝宝的健康有益。③养成经常运动的好习惯。准妈妈可以视个人情况安排散步、健身操等运动项目，做一些轻松的家务。足够的运动量能促进肠胃蠕动及身体循环代谢，降低便秘发生的可能性。④选择固定的时间坐便。准妈妈们除了有便意时要赶快上厕所外，最好每天固定安排一段自己最放松的时间坐马桶，如洗澡前、早饭后，只要身心放松，专心冥想如厕，久而久之就可以培养出定时如厕的好习惯。⑤缓解压力。紧张和压力是孕期经常会有的两种心理状态，这也是导致便秘的原因之一。准妈妈应该随时提醒自己保持一份好心情，为自己的日常生活安排丰富多彩的节目，多参加一些力所能及的户外活动，这不但有助于预防便秘，同时也可以进行良好的胎教。

（六）痔疮

痔疮是由于肛门内外的血管肿胀（静脉曲张）而引起的，发生在肛门口称为外痔，发生在肠内壁则称为内痔，内外痔同时都有则称为混合痔。便秘是形成痔疮的一大主因。如果准妈妈在孕期长时间便秘，就很有可能引发痔疮。此外，准妈妈也可能因为子宫增大，压迫静脉循环，使痔疮发生的概率增加。孕期痔疮一般会随着孕期的结束而消失或减轻。

应对方法：①准妈妈在孕期得了痔疮，可以先进行保守治疗。因为孕早期的胎宝宝尚不稳定，如果用药会影响到胎宝宝；而孕晚期如果用药，则会引发早产；如果等到宝宝出生再根治，或许只需要简单的治疗就可痊愈。②但最重要的是要预防便秘的发生，如多吃蔬果、少吃刺激辛辣的食物、多喝水、养成良好的如厕习惯等（比如如厕后，擦拭力量不可过大，要轻柔），每天可以进行温水坐浴，促进血液循环及消肿，尽量避免久站、久坐、久蹲，以此来缓解痔疮的加重。还要适当躺卧休息，减轻下半身的压力。当痔疮严重时，可以在医师的指导下使用药膏及软便剂，以避免如厕时用力过度而加重痔疮脱出的情况。③痔疮加重，需及时就医，遵医治疗。

（七）背痛

随着妊娠子宫的增大，准妈妈身体重心前移，为保持身体平衡，必须采取头和肩向后仰，腹部向前突，脊柱内弯的姿势，结果使腰部和后背肌肉、韧带负担加重，引起不同程度的背痛。此外，过度紧张、疲倦、弯腰或抬举重物，妊娠子宫压迫神经以及骨盆关节松弛（尤其妊娠晚期），也是腰背疼痛的原因。

应对方法：①使准妈妈理解妊娠早期背痛的原因，并掌握预防症状发生的应对措施。例如，在日常生活中注意保持良好的姿势，避免过度疲倦；坐位时，背部靠在枕头上或靠在背椅的扶手上；盘腿坐势也有助于减少背部用力。②家人的关爱。家人应多关心、多询问，与其共同探讨何种体位会舒适些，如何帮助其减轻疼痛等。③准妈妈有计划的锻炼以增强背部肌肉强度也是预防腰痛的有效措施。例如，骨盆摆动运动体操，每天 3 次，可以减少脊柱的曲度，有利于缓解背痛。④准妈妈拾取物品时，应该弯曲膝盖而不弯背部，以保持脊柱的平直。

（八）眩晕

准妈妈长时间站立或突然改变体位，出现低血压状态可导致眩晕或疲劳；由于过度兴奋或焦虑影响呼吸功能可致换气过度和眩晕；妊娠期"生理性贫血"或低血糖状态。或较长时间的仰卧位，巨大子宫压迫下腔静脉，使回流血量及心搏出量减少，出现低血压均可致眩晕。

应对方法：①帮助准妈妈识别造成眩晕的诱发因素，针对原因采取相应的措施。例如，告知准妈妈应该避免过快地变换姿势、长时间站立、过度兴奋和精神过度紧张、过度疲劳等。②指导准妈妈采取侧卧位尤其是左侧卧位，不仅可以改善胎儿血氧供应，还可以预防仰卧位低血压综合征引起的眩晕。③如果出现的眩晕症状经上述措施处理后无效或频繁出现时，应积极与医师联系，以免延误病情。

（九）下肢肌肉痉挛

下肢肌肉痉挛是由于增大的子宫压迫下肢神经所致，疲倦、寒冷、不合理的体位以及体内钙、磷比例失调致神经系统应激功能过强，均可促使其发作。

应对方法：①监测准妈妈摄入的食物中是否有足量的钙。被确定缺钙者，应有计划摄入牛奶，必要时按医嘱补钙。②禁止滥用含钙磷的片剂，以免加剧体内钙磷的不平衡情况。③与准妈妈讨论预防及减轻症状的方法，例如，避免穿高跟鞋，以减少腿部肌肉的紧张度；热敷患处，抬高下肢，按摩腿部肌肉等都能生效；当小腿肌肉发生痉挛时，只要立即伸展肌肉即可缓解。具体做法是让准妈妈平卧，家属按住准妈妈膝盖（患侧），协助伸直小腿，同时使足背屈，症状即可缓解。④睡前按摩小腿部或将足部垫高后入睡，有助于预防下肢肌肉痉挛的发生。

（十）静脉曲张

静脉曲张主要是由于妊娠子宫压迫盆腔静脉，影响下肢静脉回流引起的。持久站立位工作，妊娠晚期腹内压力的增加，都将促使症状加重。

应对方法：①增加卧床休息时间。②坐立时注意抬高腿部，促进下肢血液回流。指导准妈妈采用直角位置即平卧位，双腿向上伸直与身体成直角，臀部和脚跟靠墙，每天做数次，每次2～5分钟。晚期妊娠阶段准妈妈往往难以接受这种姿势，可以使用弹性绷带。③坐姿时尽可能抬高腿。④避免过久站立。⑤避免穿环形紧口袜子。

（十一）水肿

发生水肿的原因有很多，如妊娠子宫压迫下腔静脉、胎盘分泌的激素及肾上腺分泌的醛固酮增多、母体合并较重的贫血、血浆蛋白低、水分从血管内渗出到周围的组织间隙等。

应对方法：①保证良好的睡眠，清晨水肿就能消失，不必过分担心。②贫血者应及时遵医嘱改善贫血症状。③妊娠期准妈妈的食欲增加，应注意饮食清淡，避免食物过咸。④如果休息之后水肿仍不消失，甚至发展到大腿、腹壁、外阴或者全身，那就是病态，必须提高警惕，及时到医院做进一步的检查，明确水肿的原因并进行相应的治疗。

（十二）阴道分泌物增多

妊娠期间，由于激素的作用，新陈代谢旺盛，阴道上皮细胞及宫颈腺体分泌旺盛，致阴道分泌物增多，通常为乳白色，属于正常的生理现象。

应对方法：①勤淋浴，常换内裤，保持外阴部的清洁。②避免穿尼龙、化纤等材质的内裤，推荐使用吸水性好、质地柔软的棉质内裤。③当分泌物为黄绿色或带血伴难闻的臭味，伴有明显刺痛、瘙痒等症状时，需及时去医院检查，明确炎症的性质，予以治疗。

（十三）不可忽视的孕期疼痛

1.头痛

妊娠早期出现头昏、头痛的现象，多见于营养状况较差的准妈妈，因为胎儿的发育需要不断从母体中获取各种营养素，从而造成准妈妈大脑血液供应不足，出现头部昏痛。

应对方法：可通过调整饮食予以改善。若在怀孕 6 个月后出现日趋严重的头痛，伴有眼花、胸闷、呕吐、耳鸣、下肢水肿、血压升高、蛋白尿，甚至出现抽搐、昏厥、口吐白沫等症状（提示重度子痫前期），必须立即送医院治疗，以免危及母子生命安全。

2.腹痛

早孕期间，由于盆腔的血管充血、扩张，准妈妈常感到下腹部出现牵引痛和下坠感，有子宫后倾的准妈妈感觉更为明显。到了妊娠后期，增大了的子宫又会牵动周围韧带和组织，引起下腹部疼痛。

应对方法：一般不需特殊治疗，只需适当休息，必要时遵医嘱服少量镇静剂。但若在孕早期发生持续的剧烈疼痛并伴有阴道出血，则应考虑先兆流产或宫外孕的可能，并立即送医院治疗。

五十一、胎教

（一）何谓胎教

广义的胎教是指为了促进胎儿生理和心理的健康发育、成长，同时确保准妈妈能够顺利地度过孕产期而采取的精神、饮食、环境、劳逸等各方面的保健措施。狭义的胎教就是在胎儿发育成长的各时间，科学地提供视觉、听觉、触觉等方面的刺激，如光照、音乐、对话、拍打、抚摸等，使胎儿大脑神经细胞不断增殖，神经系统和各个器官的功能得到合理的开发和训练，以最大限度地发掘胎儿的智力潜能，达到提高人类素质的目的。

（二）情绪胎教

情绪胎教也称心智胎教，是通过对准妈妈的情绪进行调节，使之忘掉烦恼和忧虑，创造清新的氛围及和谐的心境，通过准妈妈的神经递质作用，促使胎儿的大脑得以良好的发育。

1. 良好的情绪有益于宝宝的身心健康

（1）准妈妈良好的情绪可促进宝宝的生长发育，有益于胎盘的血液循环供应，促使宝宝稳定地生长发育，不易发生流产、早产及妊娠并发症。

（2）准妈妈良好的心情能使胎儿的活动缓和而有规律，器官组织进行着良好分化、形成及生长发育，尤其是对脑组织发育。

（3）准妈妈良好的心境能使宝宝出生后性情平和，情绪稳定，不经常哭闹，能很快地形成良好的生物节律，如睡眠、排泄、进食等，一般来讲智商、情商较高。

2. 不良情绪对宝宝的影响

（1）准妈妈的不良情绪（如情绪低落、高度不安）会使宝宝出生后可能会出现智力低下、个性怪癖、容易激动以及体重低、好动、爱哭闹、睡眠不良等情况。

（2）不良的情绪可使准妈妈血压升高，可能发生消化系统功能紊乱，并对环境适应差，幼儿时期可能发生行为问题、学习困难，通常被人们认为很难养育。

（3）准妈妈如情绪极度不安，如在早孕 7 ～ 10 周内，可能会引起兔唇、腭裂、心脏等畸形；在妊娠后期，可使胎动过速（可达正常胎动的 10 倍）、子宫出血或胎盘早期剥离，引发早产、胎儿死亡等。

（4）准妈妈应该避免的不良心理状态，如烦躁、担心、忧郁、淡漠、依赖、暴躁、猜想、羞怯、焦急、紧张等。

3. 做好情绪胎教是准爸爸及家人的职责

专家指出，从某种意义上说，诞生聪明健康的小宝宝在很大程度上取决于父亲。在情绪胎教中，准爸爸要做好以下四项工作。

（1）当好"后勤部长"：准妈妈一个人要负担两个人的营养及生活非常劳累。准爸爸要关心准妈妈孕期的营养问题，尽心尽力当好准妈妈和胎儿的"后勤部长"。

（2）丰富生活情趣：准爸爸可以早晨陪准妈妈一起到环境清新的公园、树林或田野中去散步，做做早操，嘱咐准妈妈白天晒晒太阳。准妈妈感到准爸爸温馨的体贴，心情舒畅惬意，对胎儿的发育也大有好处。准爸爸应倍加关爱准妈妈，让准妈妈多体会家庭的温暖，保持心情愉快，精力充沛。避免准妈妈产生愤怒、惊吓、恐惧、忧伤、焦虑等不良情绪。

（3）风趣幽默处事。准妈妈由于妊娠后体内激素分泌变化大，情绪可能不稳定，因此，特别需要向准爸爸倾诉。准爸爸如用风趣的语言以及幽默的笑话宽慰和开导准妈妈，是稳定妻子情绪的良方。

（4）协助准妈妈胎教。准爸爸对准妈妈的体贴与关心，准爸爸对胎儿的抚摸与"交谈"，都是生动有效的情绪胎教。

（三）环境胎教

胎儿的生活环境即母体本身，是胎儿抵挡外界有害物质的第一道屏障。因此准妈妈不仅要格外注意自身的健康，不吸烟（哪怕是被动的）、不酗酒，而且还要特别留意远离噪音和嘈杂的人群，避免微生物的入侵。

良好的环境，能使胎儿受到良好的感应，不良的环境，能使胎儿受到不良的感应。外界的色彩、音响和声乐，乃至无限美好的大自然的景色等，不仅使准妈妈置身于舒适优美的环境中，而且，准妈妈也得到了美与欢快的感受，自觉心情轻松愉快，进而影响她腹中胎儿的身心、智能的健康发育。胎儿不仅需要良好的内环境，胎儿生长发育的外环境也是极其重要的。

良好的环境不仅可以使准妈妈心情舒畅、身心放松，而且能促进胎儿的成长发育。因此，备孕夫妻在准备受孕前 6 个月就应开始学习环境卫生知识，以利于优境养胎。

准妈妈可以美化居室环境，常到空气清新、风景秀丽的地方游览，多看看美丽的花草，以调节情趣，这样可使准妈妈心情舒畅，体内各系统功能处于最佳，使胎儿处于最佳的生长环境。

（四）抚摸胎教

准妈妈或者准爸爸用手在准妈妈的腹壁轻轻地抚摸胎儿，引起胎儿触觉上的刺激，以促进胎儿感觉神经及大脑的发育，称为抚摸胎教。

抚摸胎教可以锻炼胎宝宝皮肤的触觉，并通过触觉神经感受体外的刺激，从而促进胎宝宝大脑细胞的发育，加快胎宝宝的智力发展。抚摸胎教还能激发起胎宝宝活动的积极性，促进运动神经的发育。经常受到抚摸的胎宝宝，对外界环境的反应也比较机敏，出生后翻身、抓握、爬行、坐立、行走等大运动发育都能明显提前。

在进行抚摸胎教的过程中，不仅让胎宝宝感受到父母的关爱，还能使准妈妈身心放松、精神愉快，也加深了一家人的感情。一般过了孕早期，抚摸胎教就可以开始实施，下面介绍几种抚摸胎教的方法。

1. 来回抚摸法

（1）实施月份：怀孕 12 周以后，可以进行一些来回抚摸练习。

（2）具体做法：准妈妈在腹部完全松弛的情况下，用手从上至下、从左至右，来回抚摸。

（3）注意事项：抚摸时动作宜轻，时间不宜过长。

2. 触压拍打法

（1）实施月份：怀孕 16 周以后，在抚摸的基础上可以进行轻轻的触压拍打练习。

（2）具体做法：准妈妈平卧，放松腹部，先用手在腹部从上至下、从左至右来回抚摸，并用手指轻轻按下再抬起，然后轻轻地做一些按压和拍打的动作，给胎宝宝以触觉的刺激。刚开始时，胎宝宝不会做出反应，准妈妈不要灰心，一定要坚持长久地有规律地去做。一般需要 2 ～ 3 个星期的时间，胎宝宝才会有所反应，如身体轻轻蠕动、手脚转动等。

怀孕 24 周以后，可以在准妈妈腹部明显地触摸到胎儿的头、背和肢体。自此时开始，每晚可让准妈妈平卧床上，放松腹部，使胎儿在"子宫内散步"、做"宫内体操"。这样反复的锻炼，可以使胎儿建立起有效的条件反射，并增强肢体肌肉的力量。经过锻炼的胎儿出生后肢体的肌肉强健，抬头、翻身、坐、爬、行走等动作都比较早。

（3）注意事项：开始时每次 5 分钟，等胎宝宝做出反应后，每次 5 ～ 10 分钟。在按压拍打胎宝宝时，动作一定要轻柔，准妈妈还应随时注意胎宝宝的反应，如果感觉到胎宝宝用力挣扎或蹬腿，表明他不喜欢，应立即停止。

3. 亲子游戏法

（1）实施月份：怀孕 20 周以后，有胎动了，就可以进行亲子游戏。

（2）具体做法：每次游戏时，准妈妈先用手在腹部从上至下、从左至右轻轻地有节奏地抚摸和拍打，当胎宝宝用小手或小脚给予还击时，准妈妈可在被踢或被推的部位轻轻地拍两下，一会儿胎宝宝就会在里面再次还击，这时准妈妈应改变一下拍的位置，改拍的位置距离原拍打的位置不要太远，胎宝宝会很快向改变的位置再作还击。这样反复几次，别有一番情趣。

（3）注意事项：这种亲子游戏最好在每晚临睡前进行，此时胎宝宝的活动最多，时间不宜过长，一般每次 10 分钟即可，以免引起胎宝宝过于兴奋，导致准妈妈久久都不能安然入睡。

4. 推动散步法

（1）实施月份：怀孕 24 ～ 28 周以后，当准妈妈可以在腹部明显地触摸到胎宝宝的头、背和肢体时，就可以增加推动散步的练习。

（2）具体做法：准妈妈平躺在床上，全身放松，轻轻地来回抚摸、按压、拍打腹部，同时也可用手轻轻地推动胎宝宝，让胎宝宝在宫内"散散步、做做操"。

（3）注意事项：此种练习应在医师的指导下进行，以避免因用力不当或过度而造成腹部疼痛、子宫收缩，甚至引发早产。每次 5 ～ 10 分钟，动作要轻柔自然，用力均匀适当，切忌粗暴。如果胎宝宝用力来回扭动身体，准妈妈应立即停止推动，可用手轻轻抚摸腹部，胎宝宝就会慢慢地平静下来。

5. 抚摸胎教的注意事项

（1）怀孕晚期，临近产期不宜进行触摸动作。如果准妈妈在怀孕中后期经常有一阵阵腹壁变硬，可能是不规则子宫收缩，就不能做抚摸胎教，以免引起早产。

（2）准妈妈有不良产史，如流产、早产、产前出血等情况，则不宜使用抚摸胎教。

（3）抚摸胎儿时，动作要轻柔，不宜过度用力，一般可用双手手指配合轻柔安抚。

（4）抚摸从胎儿头部开始，然后沿背部到臀部至肢体，轻柔有序。每晚临睡前进行，抚摸可与数胎动及语言胎教相结合，这样既落实了围产期的保健，又使准爸准妈及胎儿的生活妙趣横生。

（五）音乐胎教

美妙的音乐能唤起准妈妈美好的情感和艺术想象力，同时能使气血畅通、细胞活动显得活跃、心情愉快，这对准妈妈的生理、心理都极有好处，胎儿也会产生共鸣，感到身心愉悦，从中受益。如常听莫扎特的音乐，宝宝会更聪明活泼。音乐训练有助于开发人的右脑、增强人的创造力，所以对胎儿进行音乐胎教是一种直接培养孩子音乐素养、兴趣的好方法，也是培养孩子创造力的良好开端。

1. 具体方法

（1）准妈妈听音乐，录音机距离准妈妈 1 米左右。

（2）准妈妈哼唱歌曲。

（3）胎教音乐传声器。

2. 音乐胎教的注意事项

音乐的旋律应柔和明快，忌劲歌狂舞；音量控制在 50 ～ 60 dB，最多不超过 70 dB；时间 5 ～ 20 分钟，不超过 30 分钟；不能把录音机直接放在准妈妈的腹壁上；可随着音乐浮想联翩。

（六）语言胎教

准妈妈或准爸爸用文明、礼貌、富有感情的语言，有目的地和腹中的宝宝说话，给宝宝的大脑输入最初语言印记，为宝宝后天的学习打下基础，称为语言胎教。

1. 与胎儿对话的方法

与胎儿对话一般从妊娠 3 ～ 4 个月时开始，每天定时进行对话，每次时间不宜过长，应在自然、和谐的气氛中进行，对话的内容不限。例如，准妈妈吃早餐时，先深深地吸一口气，问胎宝宝："宝贝，你闻到了吗？这是牛奶的香味，你也想吃吧！"中餐吃菜时可以边咀嚼边说："妈妈吃的是鸡蛋，好香啊！"晚上睡觉前，可以由准爸爸轻抚准妈妈的腹部对胎儿谈话："宝宝，玩了一天，你是不是也累了，爸爸来陪你休息了，祝你做个好梦，晚安！"每次最好都以相同的词句开头和结尾，这样循环往复，不断强化，效果比较好。

2. 准妈妈给宝宝讲故事的方法

首先，语言讲解要视觉化。不能对胎儿念书，而要把每一页的画面用生动的语言细细地讲给胎儿听。胎儿虽然不能看到画册上画的形象或外界事物的形象，但准妈妈用眼睛看到的东西，胎儿可以用脑"看"到即感受到。

其次，创造出情景相生的意境，将形象与声音同时传递给胎儿。准妈妈先在头脑中把所讲的内容形象化，像看到影视的画面一样，然后用动听的声音将头脑中的画面用自己的语言讲给胎儿听。

3. 准妈妈与宝宝分享生活趣事

准妈妈对胎儿讲述一天的生活，早晨起床的第一句话："早上好！我最可爱的小宝贝，让我们一起共同度过这美好的一天吧！"并且告诉胎儿早晨已经到来。打开窗户时说："啊！太阳升起来了，阳光洒满大地，今天是一个晴朗的好天气。"或者说："宝贝，今天阴天，下雨了，滴滴答答的雨声好像琴键在飞舞。"另外，可以把穿衣服、洗脸、刷牙的事统统都告诉宝宝。

4. 准爸爸与宝宝沟通

胎儿在子宫内最适宜听中、低频调的声音，而男性的说话声音正是以中、低频调为主。妊娠 5 个月后准爸爸可对胎儿讲话。首先让准妈妈坐在宽大舒适的椅子上，然后由准妈妈对胎儿说："乖宝宝，下面我们开始与你的爸爸进行十分愉快的对话！"这时，准爸爸应该坐在距离准妈妈 50 cm 的位置上，用平静的语调开始对话，随着对话内容的展开再逐渐提高声音，不能一下子发出高音而惊吓胎儿。因此，准爸爸坚持每天对子宫内的胎儿讲话，让胎儿熟悉爸爸的声音，这种方法能够唤起胎儿最积极的反应，有益于胎儿出生后的智力及情绪稳定。

5. 语言胎教的注意事项

（1）准爸妈共同参与，注意说话的语气、语调和用词，要充满感情地对胎儿讲话或讲故事，发出的声音要欢快、明朗、柔和，最好带着笑声，这样容易将美好的语言与情绪传递给胎儿。讲话结束时，不要忘记对胎儿说："你真是一个聪明的宝宝，妈妈讲的故事你都听懂了。"

（2）给宝宝取一个容易记、朗朗上口的名字，经常叫唤宝宝的名字，能引起宝宝的条件反射，使宝宝一听到叫他的名字就知道和他讲话了。

（3）向胎儿叙述的事物要是自己熟悉的、宝宝易理解的内容。

五十二、影响胎儿发育的因素

（一）胎儿基因型和父母遗传因素

胎儿的遗传构成即基因型，明显地控制着胎儿的生长和新生儿的体重。据研究，在决定新生儿体重的诸因素中，胎儿基因型的作用约占 20%。如男性胎儿的基因型可增加新生儿的体重，因此，男性新生儿比女性新生儿的体重平均高 150 ～ 200 g。遗传基因影响胎儿生长和新生儿体重的事实在不同种族间表现得十分明显。性染色体和常染色体的异常一般都伴有胎儿生长迟缓。如性腺发育不全的新生儿体重比正常者低 10% ～ 20%。

除胎儿遗传构成对胎儿生长所发挥的遗传控制外，胎儿生长还受父母遗传因素的影响，其影响程度估计约为 20%。实验证明，母体的身高和体重与新生儿的体重有明显的正相关关系，父亲的身高和体重与新生儿的体重似乎没有明显关系。所以，影响胎儿生长的父母因素主要来自母体。母体的基因型还可以通过决定子宫的大小和功能而影响子宫内胎儿的生长。

（二）胎盘

胎盘功能的强弱对胎儿的生长有着重要影响，胎盘的重量是衡量胎盘功能的重要指标，因而常以胎盘与胎儿的重量比来表示胎盘的功能状况。统计资料表明，胎盘与胎儿的重量比越大，胎儿的生长速度也越快。

实验表明，胎盘的血液循环状况是调节胎盘和胎儿间物质转运的关键，若胎盘内胎儿和母体间物质交换面积的减少，会引起胎儿生长迟缓；胎盘的代谢状况也是影响胎儿生长的一个重要因素；胎盘所产生的多种激素也明显地调节着胎盘内物质交换过程。HCG 不仅能维持卵巢黄体继续存在，而且能使更多的葡萄糖进入生长中的胎儿体内。人胎盘催乳素也有促进胎儿生长的作用。也有学者认为，人胎盘催乳素的促进胎儿生长作用是通过刺激胎盘生长激素的产生而实现的。胎盘产生的孕激素和雌激素也参与胎儿生长调节过程。孕激素可通过提高母体血糖水平而增加胎儿胰岛素的分泌，从而促进胎儿生长。雌激素可促进子宫和胎盘血液循环，从而促进胎儿生长。胎盘缺陷或功能不全会明显影响胎儿生长。

（三）母体营养状况

母体良好的营养状况是胎儿获得足够营养物质的基础，而正常的胎盘是胎儿获得营养的重要条件。如果孕期营养严重不足，胎儿的生长发育就会严重受阻。现在，孕妈妈们都很注重营养的补充，在此不再细说。

（四）药物

现已知道，有多种药物能引起人类胎儿生长发育迟缓，如乙醇、麻醉剂、苯巴比妥、叶酸拮抗剂、泼尼松等。甲氨蝶呤、6-巯基嘌呤、环磷酰胺等抗肿瘤药物可引起多种畸形。某些抗生素对胎儿发育有致畸作用，如四环素可引起胎儿牙釉质发育不全。孕期大剂量、长期注射链霉素，可干扰胚胎听器官的发育，出现先天性耳聋。妊娠早期，较长时间应用性激素，可干扰胚胎生殖系统的正常分化，甚至导致生殖系统的畸形。

（五）烟酒

孕期过量饮酒可引起多种畸形，称胎儿酒精综合征，其主要表现是发育迟缓、小头、小眼、短眼裂、眼距小、智力低下、心脏和关节畸形等。统计资料显示，孕期轻度和中度饮酒者，胎儿生长迟缓率为7%～8%；重度饮酒者，胎儿生长迟缓发生率可高达27%。

吸烟可引起新生儿体重和身长降低，降低的程度与孕期吸烟的多少成正比。吸烟的致畸作用也越来越受到人们重视，严重者导致胎儿死亡和流产。流行病学调查表明，吸烟者所生的新生儿平均体重明显低于不吸烟者，吸烟越多，其新生儿体重越轻。每天吸烟低于 10 支的孕妇，其胎儿的发生畸形的危险比不吸烟的孕妇增加 10%；每天吸烟超过 30 支的孕妇，胎儿出现畸形的危险增加 90%。吸烟主要是由于尼古丁等物质使胎盘血管收缩，胎儿缺血缺氧，从而导致胎儿畸形。吸烟所产生的其他有害物质，如氰酸盐，也可影响胎儿正常发育。孕妇被动吸烟对胎儿也有危害。

（六）胎儿激素

1. 胰岛素

胎儿血液中胰岛素完全由胎儿的胰岛所分泌。早在妊娠的第 8 周，在胚胎的胰腺和血液中便可检测出微量的胰岛素。胰岛素不能通过胎盘屏障，胎儿胰岛素可促进母体血糖通过胎盘进入胎儿，致使胎儿脂肪沉积，体重增加。

2. 甲状腺

甲状腺可增加神经因子的合成，从而影响中枢神经系统的发育。此外，甲状腺对肺、骨骼等器官的发育亦有很大影响。

3. 生长激素

生长激素对胎儿生长的作用有明显的种属差异。在人类，生长激素和甲状腺激素一样，似乎只影响骨骼的发育，不影响胎体的发育。

4. 皮质酮

肾上腺分泌的皮质酮在某些器官的成熟发育（如肺和小肠）过程中发挥着关键性作用，但是，对于其中的某些器官，糖皮质激素虽可促进其成熟，但对其生长却有抑制作用。不少实验证明，外源性糖皮质激素对胎儿的生长有抑制作用，但这一作用有着严格的时间性。

5. 生长因子

胎儿产生的多种生长因素对胎儿的生长有着重要的调节作用，这方面的研究目前十分活跃。研究揭示，有一族低分子量的多肽类生长因子对胎儿的生长有重要作用，可刺激多细胞的分裂，其在脐血中的浓度与新生儿的身长、体重和胎盘的大小、重量成正相关关系。

神经生长因子和上皮生长因子具有促进某些特定器官和组织生长和成熟的作用。上皮生长因子能促进多种细胞的分裂，并且能加速胎儿肺的成熟发育。神经生长因子可促进神经系统的正常发育。

6. 胎儿肾脏

肾脏的存在是胎儿正常生长所必需的一个重要因素。有人推测，肾脏在维生素 D 的活性衍生物的产生中有着重要作用，而这种活性衍生物是胎儿骨骼生长所必需的一种因子。另外，肾脏与生长激素的降解和排出有关，因而可能参与生长激素的浓度和活性的调节。

7. 母体疾病

母体的任何一种慢性消耗性疾病，对胎儿生长均可产生不利的影响。凡使母体缺氧造成的胎儿供氧不足的疾病，如贫血、心脏病、慢性肾小球肾炎等均可造成胎儿生长迟缓，严重者可致流产，甚至死亡。影响胎儿生长最常见的疾病是母体心血管疾病，通过干扰子宫 - 胎盘血液循环，进而影响胎盘的物质交换，致使胎儿生长缓慢。

8. 生物致畸因子

有些病原微生物可以穿过胎盘屏障直接作用于胚胎；有些微生物并非直接作用于胚胎，而是影响母体和胎盘，引起母体发热、缺氧、脱水、休克等或引起胎盘功能改变、胎盘屏障破坏，从而间接影响胚胎的生长和发育。风疹病毒和巨细胞病毒不仅能引起胎儿生长迟缓，而且可引起胎儿畸形。

风疹病毒是最早被发现的一种生物致畸因子。妊娠早期感染风疹病毒，有 15% ～ 20% 的胎儿出现白内障和心脏畸形，还可出现小头、小眼、先天性耳聋等畸形，妊娠中、晚期感染风疹病毒，可影响胎儿中枢神经系统和耳的功能发育。

巨细胞病毒是通过胎盘屏障直接作用于胚胎，感染时间越早，危险性越大。最常出现的畸形有小头畸形、小眼畸形、脑积水、先天性耳聋、智力低下等。这种病毒在人群中感染率较高。

单纯疱疹病毒常致小头畸形、小眼畸形、短指（趾）畸形、心脏畸形、晶状体浑浊。脑积水、脑发育不全。此病毒在人群中感染率颇高。

弓形虫、梅毒螺旋体等亦可干扰胎儿发育，尤其是梅毒螺旋体可破坏胎盘，直接感染胚胎，干扰胎儿发育，从而引起脑积水、牙齿畸形、先天性耳聋、智力低下等。宫内感染影响胎儿生长发育的具体机制因感染的病原微生物的不同而异。发热可抑制胎儿生长，甚至导致胚胎发育畸形。

五十三、孕产期常见病的治疗及预防

（一）感冒

感冒是常见病、多发病，孕妇的鼻、咽、气管等呼吸道黏膜肥厚、水肿、充血，抗病能力下降，身体容易疲劳，故易患感冒。

1. 孕妇感冒对胎儿的影响

感冒分为普通感冒和流感病毒性感冒，如果只是一般的感冒，主要表现为打喷嚏、鼻塞、不发热，症状较轻，无须服用服感冒药，一般1周内可自行痊愈。这种情况下孕妇感冒对胎儿是不会有什么影响的。

一般来说，孕早期感冒对胎儿的影响相对较大。因为此期是胎儿各个器官发育形成的关键时期，流感病毒或感冒药物都有可能造成这个时期的胎儿畸形，如胎儿先天性心脏病、唇裂、脑积水、无脑儿和小头畸形等，严重者可能会被建议终止妊娠。

孕中期和孕晚期感冒对胎儿的影响相对较小，因为这个时期胎儿的各个器官基本形成，很少会造成不良影响。但若是这个时期发生严重感冒，长时间高烧会妨碍子宫内胎儿的发育，若是孕末期，极端咳嗽也可能引起早期破水，甚至是早产。

2. 一般治疗

发热、病情较重者应卧床休息，多饮水，保持室内空气流通，防止受凉。发热者可使用毛巾、冰袋等进行物理降温。盐水漱口，可暂时缓解喉咙疼痛或瘙痒。生理盐水滴鼻液可能缓解鼻塞症状。

3. 药物治疗

孕妇使用任何药物均应当在医师指导下进行。

（1）抗病毒药物：不建议使用，应当在医师指导下进行。

（2）退热药：感冒伴有高热，多预示病情较重应及时看医师。吲哚美辛是孕妇禁忌退热药，阿司匹林孕 32 周后也不宜使用。

（3）抗生素：孕妇感冒如没明确的细菌感染证据，如扁桃体炎、血压高、咳黄痰、流脓涕等，可不用抗生素。因为抗生素可通过胎盘作用于胎儿体内，有 20% ~ 40% 的可能性对胎儿构成危害，要在医师指导下，选择安全的抗生素。

（4）祛痰、止咳药：一般比较安全，但含碘制剂的止咳药，孕妇不宜使用。

4. 特殊情况的治疗

（1）高烧持续不退：孕妇感冒发热可能会引起胎儿畸形或导致流产，特别是孕早期胎儿器官发育形成阶段，一旦发热应立即去医院。

（2）久咳不愈：孕妇感冒引起严重的咳嗽如果持续一个星期需要特别注意，因为此时的咳嗽不但严重，且不易治愈。治疗不及时还有可能导致其他并发症。孕晚期剧咳还可能导致早产的发生，所以及时应去医院治疗。

5. 预防

（1）接种流感疫苗，在怀孕前或者孕期的任何阶段均可接种。根据中国流感疫苗接种办法，在孕期任何阶段均可接种流感疫苗。根据世界卫生组织关于流感疫苗的立场文件，任何孕期的孕妇均为第一优先接种对象。

（2）每天清晨用淡盐水口，不但可预防感冒，还有保护牙龈的作用。

（3）用冷水洗脸，尤其是用冷水擦鼻部。

（4）经常开窗换气，保持室内空气流通。

（5）尽量不去或少去人群密集的公共场所，以免被传染。

（6）坚持锻炼，提高自身抗病能力。

（7）多喝白开水，可以加速新陈代谢，预防感冒。

（8）如果受凉或有感冒先兆时，可以喝一碗热的红糖姜水。

（9）多吃含锌食物，如海产品、花生米、葵花籽等，可提高呼吸道的防御能力。

（10）平时加强锻炼身体，闲时常晒晒太阳，有规律的起居生活。

（二）妊娠期龈炎

妊娠期龈炎指妇女在妊娠期间，牙龈慢性炎症加重，牙龈肿胀或形成龈瘤样的改变，一般在怀孕后 2 ～ 4 个月出现，分娩则消失。临床症状为全口牙龈炎，尤其是牙间乳头肿有明显，色暗红，发亮、松软，严重者可能有溃疡和假膜形成，并有轻度的疼痛发生。若妊娠前已有牙龈炎存在，则可使症状加剧。因此，出现前期症状的孕妇，一定要及时做好口腔卫生保健。

1. 治疗

去除一切局部刺激因素，如菌斑、牙石、不良修复体等。认真地进行口腔护理治疗，严格控制菌斑的发展。牙龈炎症明显、龈袋有溢脓时，可用 1% 过氧化氢液和生理盐水冲洗，加强漱口。体积较大的妊娠龈瘤，可手术切除。手术时机应选择在妊娠期的 4 ～ 6 个月内，以免引起流产或早产。

2. 预防

预防牙龈炎等口腔疾病，除了要做好孕前口腔检查外，还要学会科学地护理口腔。

（1）每天三餐后要刷牙，认真清理牙缝，不要让食物残渣嵌留，如有必要，可以使用牙线。刷牙时要顺着牙缝刷，尽量不要损伤牙龈。

（2）刷牙时也要刷舌头，因为口腔中的大部分细菌沉积在舌头上，所以清洁舌头是口腔清洁的关键之一。

（3）少吃硬的食物，尽量挑选质软、不需要用牙齿用力咀嚼的食物，以减少对牙龈的损伤。

（4）避免饮食过冷或过热，以免对牙龈及牙齿造成刺激。

（5）多吃富含维生素 C 的蔬菜水果或口服维生素 C 制剂，以降低毛细血管的通透性，防止牙龈出血。

（6）定期到口腔科检查，以早期预防治疗为主，做好口腔卫生保健。

（三）妊娠高血压疾病

妊娠期高血压疾病是妊娠期特有的疾病，以高血压、蛋白尿和水肿为主要临床表现，医学上分为妊娠期高血压、子痫前期和子痫。病因尚未明确，可能与寒冷季节或气温变化过大，特别是气压升高有关。多发生于年龄 < 18 岁或年龄 > 40 岁初次妊娠的准妈妈。有慢性高血压（或家族中特别是准妈妈之母有妊娠高血压）、慢性肾炎、糖尿病等病史者，或伴有营养不良、体型矮胖、子宫张力过高者发病概率较大。

1. 妊娠期高血压

准妈妈在孕前或妊娠 20 周后血压上升，等于或高于 18.7/12.0 kPa（140/90 mmHg）时，或收缩压超过基础血压 4.0 kPa（30 mmHg），并伴有水肿和蛋白尿时，应遵医嘱住院或在家中治疗。不管在家还是住院均需注意以下方面。

（1）休息：保持环境安静、无强光刺激，保证充足的睡眠，每天休息不少于 10 小时，采取侧卧位休息。

（2）饮食：给予富含蛋白质的食物，水肿不明显者可不限盐，但对于全身水肿者应遵医嘱限制盐的摄入。

（3）镇静：一般不需药物治疗，对于精神紧张、焦虑或睡眠欠佳者遵医嘱服用镇静药物。

（4）吸氧：遵医嘱间断吸氧，增加血氧含量，改善全身主要脏器和胎盘的功能。

（5）观察：随时注意观察，如果出现头痛、视力改变等症状应立即去医院就诊。

2. 子痫前期

如准妈妈出现头痛、视力改变、上腹不适等症状，可能是子痫前期的表现，应立即卧床休息。遵医嘱住院综合治疗，如病情未缓解，需考虑终止妊娠。因终止妊娠是治疗该疾病的有效措施。

3. 子痫

如果准妈妈出现抽搐与昏迷，提示准妈妈发生了子痫，是妊娠期高血压疾病最严重的表现，可危及母儿生命，应立即送往急诊。家属应配合医师做好以下工作。

（1）将准妈妈置于单间暗室，切勿将准妈妈置于明亮的地方，因为光线的刺激可引起抽搐反复发作而发生危险。

（2）绝对卧床休息，保持安静，避免各种刺激，切勿呼唤、摇晃准妈妈。

（3）遵医嘱吸氧。家属不能在病房吸烟。

（4）防止抽搐时口舌咬伤，应用纱布包裹勺子或筷子塞入准妈妈咬牙之间。防止窒息，防止坠地受伤，需专人护理。

（5）严密观察体温、呼吸、脉搏、血压、瞳孔的变化，注意宫缩和胎心音等。

（6）妥善固定尿袋，随时观察尿管有无脱出、漏尿等情况，一旦发现应及时请示医护人员。

4. 预防

（1）做好孕期保健，定期进行产前检查：孕早期检查需测血压，以后每次孕检都必须测血压、体重与尿常规，以便早期发现、早期遵医治疗，可明显降低子痫发生率。

（2）加强孕期营养与休息：①控制食盐的摄入量，每天限制在 4 g 以内，酱油不宜超过 10 mL；同时要避免摄入含盐量高的食物，如咸菜、腌肉、咸蛋等。②少吃高热量的食物，如糖果、蛋糕、饮料、油炸食品等。③增加蛋白质的摄入量，多吃禽类、鱼类、蛋类、豆类及豆制品，但肾脏功能异常的准妈妈要控制蛋白质的摄入量，以免加重肾脏负担。④摄入足量的钙质，每天喝牛奶，多吃大豆及海产品，孕晚期加强补充钙剂。⑤每天摄入新鲜蔬菜水果 500 g 以上，并注意种类搭配。

（3）加强高危人群监护：妊娠中期平均动脉压 > 11.3 kPa（85 mmHg）和翻身试验阳性者，孕晚期易患先兆子痫。原发性高血压或肾脏病的准妈妈，妊娠期易合并先兆子痫，有先兆子痫病史者下次妊娠更易发生先兆子痫。对上述人群应加强孕期检查。国外研究表明：每天补钙可有效降低该疾病的发生。

（四）妊娠糖尿病

妊娠糖尿病是临时形成的糖尿病，是怀孕期间体内不能产生足够水平的胰岛素而使血糖升高的现象，可能导致胎儿先天性畸形、新生儿血糖过低及呼吸窘迫综合征、死胎、羊水过多、早产、准妈妈尿路感染、头痛等，不但影响胎宝宝发育，也危害准妈妈健康。这种类型的糖尿病在大龄准妈妈中更普遍，大多数在分娩后消失。如果患有这种疾病，一定要在饮食、运动、生活习惯等方面注意，如果病情严重应及早就医进行治疗，保证健康妊娠。

有糖尿病家族史、过于肥胖、过去有不明原因的死胎或新生儿死亡、前胎有巨婴症、羊水过多症的准妈妈，以及年龄超过 30 岁的准妈妈，都属于妊娠糖尿病的高发人群。建议这些准妈妈重视妊娠期间糖尿病的筛检。妊娠糖尿病的筛查一般在妊娠 24 ～ 28 周，因为此时胚胎开始生长，大量激素可以抵抗胰岛素的分泌等。

1. 妊娠期血糖控制满意标准

孕妇无明显饥饿感，空腹血糖控制在 3.3 ～ 5.6 mmol/L；餐前 30 分钟：3.3 ～ 5.8 mmol/L；餐后 2 小时：4.4 ～ 6.7 mmol/L；夜间：4.4 ～ 6.7 mmol/L。

2. 饮食治疗

多数妊娠糖尿病患者经合理饮食控制和适当运动治疗，均能控制血糖在满意范围。孕早期糖尿病孕妇需要热卡与孕前相同。孕中期以后，每周热量增加 3% ～ 8%。其中糖类占 40% ～ 50%，蛋白质占 20% ～ 30%，脂肪占 30% ～ 40%。控制餐后 1 小时血糖值在 8 mmol/L 以下。但要注意避免过分控制饮食，否则会导致孕妇饥饿性酮症及胎儿生长受限。

3. 药物治疗

口服降糖药在妊娠期应用的安全性、有效性未得到足够证实，目前不推荐使用。胰岛素是大分子蛋白，不通过胎盘，对饮食治疗不能控制的糖尿病，胰岛素是主要的治疗药物。

胰岛素用量个体差异较大，尚无统一标准可供参考。一般从小剂量开始，并根据病情、孕期进展及血糖值加以调整，力求控制血糖在正常水平。妊娠不同时期机体对胰岛素需求不同。

（1）孕前应用胰岛素控制血糖的患者，妊娠早期因早孕反应进食量减少，需要根据血糖监测情况及时减少胰岛素用量。

（2）随妊娠进展，抗胰岛素激素分泌逐渐增多，妊娠中、后期的胰岛素需要量常有不同程度增加。妊娠 32 ～ 36 周胰岛素用量达最高峰，妊娠 36 周后胰岛素用量稍下降，特别在夜间。

（3）妊娠晚期胰岛素需要量减少，不一定是胎盘功能减退，可能与胎儿对血糖利用增加有关，可在加强胎儿监护的情况下继续妊娠。

4. 妊娠期糖尿病酮症酸中毒治疗

在监测血气、血糖、电解质并给予相应治疗的同时，主张应用小剂量胰岛素静脉滴注。每 1 ~ 2 小时监测血糖一次。血糖 > 13.9 mmol/L，应将胰岛素加入 0.9% 氯化钠注射液静脉滴注。血糖 ≤13.9 mmol/L，开始将胰岛素加入 5% 葡萄糖氯化钠注射液中静脉滴注，酮体转阴后可改为皮下注射。

5. 预防

（1）保持少量多餐的进食方式，每天可以分三大餐和三小餐，同时避免晚餐与隔天早餐时间相距过久，晚上睡觉前最好能够补充一些含糖量少、易消化的食物。

（2）严格控制单糖的摄入量。蜂蜜、葡萄糖、麦芽糖等都属于单糖。

（3）主食宜选择纤维含量高的食物，如糙米、五谷饭、全麦面包等，同时搭配一些根茎类蔬菜，如土豆、芋头、山药等。

（4）加大蛋白质的摄入量，每天以 100 ~ 110 g 为宜。多吃鸡蛋、瘦肉、鱼类、豆制品等。

（5）多吃富含维生素的蔬菜水果，但要控制含糖量高的水果的摄入量，如香蕉、葡萄等。

（6）规律作息：每天的吃饭时间、每次进食量及进餐次数应大体相同；每天工作和学习的时间及工作量大体相同；保证充足的睡眠，每天的作息时间应大体相同。

（7）适度的运动：运动可以增加准妈妈身体对胰岛素的敏感性，促进葡萄糖利用，降低游离的脂肪酸。建议准妈妈孕早期和孕中期每天到户外进行简单的散步，呼吸新鲜空气。

（8）注意定期检查：孕期血糖高的准妈妈应该经常到医院进行血糖监测，适时调整饮食和生活习惯。同时要按时到医院进行孕期常规检查，这样对一些疾病防治也有助益作用。

（五）缺铁性贫血

贫血是多数准妈妈孕期都会遇到的情况，最常见的是由于怀孕致机体铁的需求量增加而摄入不足引起的缺铁性贫血。

缺铁性贫血虽然不会遗传，但会使准妈妈产生疲倦、眩晕、脑力和体力下降等症状会导致胎盘供氧不足，使胎儿宫内发育迟缓或引起早产。因此，贫血的准妈妈要充分补充铁质，以改善贫血状况，不贫血的准妈妈也要补铁，预防贫血。准妈妈可以多吃富含铁的食物，如蛋黄、牛肉、胡萝卜等，除了从饮食中摄取铁外，准妈妈还可以服用专门的补铁剂来保证铁的摄入和吸收量。

五十四、终止妊娠

（一）终止妊娠的定义

终止妊娠指母体承受胎儿在其体内发育成长的过程的终止。胎儿及其附属物即胎盘、胎膜自母体内排出是妊娠的终止。终止妊娠就是结束怀孕的意思。一般是由于意外怀孕，胎儿有严重生理缺陷，孕妇患有妊娠期疾病（妊娠期高血压），或因各种原因引起的发育异常（羊水量异常）而采取的医学方法。

（二）终止妊娠的对象

（1）在避孕失败或不想继续妊娠人群要求终止妊娠且无禁忌证者，可进行终止妊娠方法。

（2）孕妇因患某种疾病不宜继续妊娠者，适宜进行终止妊娠。

（3）发现胎儿有先天性畸形或遗传性疾病者，可进行妊娠终止方法。

（4）若在各种病症的急性阶段，则不宜进行终止妊娠。

（5）若女性生殖器官有炎症者，需先进性炎症治疗，再进行终止妊娠。

（6）全身情况不良，不宜进行终止妊娠。

（三）终止妊娠的方法

在一般情况下，人工流产只能在妊娠 10 周以内进行。因为人工流产手术越早就越简单、越安全；反之，手术就复杂，手术后康复时间也就长。妊娠 10 周以内，胚胎或者胎儿骨骼尚未形成，一般不需要扩张宫颈，很容易将胎块组织吸出；手术中反应轻；出血少，手术时间短，术后休息 1 ～ 2 小时就可以回家，恢复也很快，对身体影响小。

如果妊娠在 10 周以上时，胎儿已经逐渐长大，子宫也随着长大，这时做人工流产不宜用简单的吸宫术，而需要采用钳刮终止妊娠。该手术难度大，出血多，恢复也比较慢，对身体有一定影响。

妊娠超过了 14 周就不能作上述两种人工流产，而需要住院作引产手术，这样更增加了孕妇的痛苦和手术的危险性。需要做终止妊娠的孕妇，应尽量争取在妊娠 10 周以内做负压吸引手术。

（四）终止妊娠的并发症

许多妇女尤其是未婚妇女错误地认为，药物流产不是手术、不会伤身体。实际上，药物流产与负压吸宫流产一样，都是人为干预妊娠的生理过程，在一定程度上会损害妇女的健康。

1. 感染

妇女服用抗孕药物后，子宫腔内的胚囊组织可在当天排出，有时妊娠组织物排出不全，子宫复旧欠佳，阴道出血时间较长，可持续 2 ～ 3 周，甚至 1 ～ 2 个月。长期慢性失血可引起贫血，使身体抵抗力下降。这时，细菌往往由阴道逆行，而引起子宫内膜炎症。

2. 不全流产

有的妇女用药后因不完全流产，影响子宫收缩及子宫内膜创面的修复，使阴道流血量明显增多，超过平时月经量的 2 ～ 3 倍，严重者还可出现大出血，导致贫血、休克，此时需输血、并急诊手术刮宫止血等。

3. 对再次妊娠的影响

未婚妇女如多产、反复流产，可造成子宫内膜反复受损。妊娠时，易发生前置胎盘，可引起产前及产时大出血，也有些妇女由于多次人工流产而出现习惯性流产，甚至继发不孕。

4. 月经失调

药物可以抑制卵巢的功能，影响卵泡的生长发育甚至排卵。个别妇女药物流产后，可发生月经失调，表现为月经周期缩短或延长，月经量增多。

因此，药物流产虽然相对安全有效，但是仍有少数情况出现不良反应及严重并发症。而且国家卫生健康委员会是对药物流产的部门有资格限定的，药房不得私自出售药物流产药物，否则以违法论处。因此建议意外妊娠妇女不要自行药物流产，一定要到正规医院就诊，应爱惜自己的健康，爱惜自己的生命。

（五）终止妊娠的注意事项

1. 饮食

要选择合适的饮食，食物要易于消化，尤其应选食富含各种维生素、微量元素的食品，如各种蔬菜、水果、豆类、蛋类、肉类等。胃肠虚寒者，慎服性味寒凉食品，如绿豆、白木耳、莲子等；体质阴虚火旺者慎服雄鸡、牛肉、狗肉、鲤鱼等易上火的食物。注意补铁，含铁多的食物有牛肉、瘦肉、肝、肾、蛋黄、青菜等，蛋白质摄入量要足够。

2. 休息

药物终止妊娠后要休息 1～2 周，逐渐增加活动时间。在人工流产后半个月内不要从事重体力劳动和下冷水劳动，以免抵抗力降低诱发其他疾病。

3. 严禁性交

终止妊娠后子宫口还没有完全闭合，子宫内膜也有一个修复的过程。在这段时间内，要特别注意保持外阴部的清洁卫生，所用的卫生巾等用品和内裤要勤洗勤换，术后半月内不要坐浴，以免脏水进入阴道，引起感染。人工流产术后若过早性交，易造成急性子宫内膜炎、盆腔炎，可能还会继发不孕。因此，人工流产术后一月内严禁房事。

4. 观察出血情况

人工流产术后阴道流血超过一周以上，甚至伴有下腹痛、发热、白带混浊有臭味等异常表现，就应及时到医院复查诊治。

5. 做好避孕

终止妊娠后卵巢和子宫功能逐渐恢复，卵巢按期排卵。如果不坚持做好避孕。很快又会怀孕。因此，人工流产术后，应及早选择可靠的避孕措施，人工流产手术只能作为避孕失败后不得已而采取的一种补救手术，必须坚持以避孕为主，不能把人工流产手术当作避孕节育的措施。

五十五、产前准备

（一）物质准备

1. 各种证件

入院分娩需带的证件有产妇的身份证、准生证、结婚证、医保卡、户口本等证件。

2. 孕期保健手册

孕期中所有的检查报告以及孕期保健手册。

3. 准妈妈用品

（1）洗漱卫生用品：牙刷、牙膏、漱口杯、毛巾、带吸管的水杯、香皂、润肤霜、卫生纸、医用护理垫、便盆等用品。

（2）服装鞋袜：宽松、棉质、容易穿脱的睡衣，纯棉内裤3～4件，哺乳胸罩或背心2～3件，单、棉袜各2双，单或棉拖鞋1双，束腹带，防溢乳垫。

（3）餐具和小食品：饭盒、筷子、勺子；小零食可准备花生、红枣、巧克力。

4. 宝宝用品

（1）衣物褓褛：包被（夏季要薄一点、冬季要厚一点）婴儿毯；纯棉内衣 1 ~ 2 件，如果分娩时是冬季，准备稍厚的连衣裤 1 ~ 2 件；棉质袜。宝宝服一定要棉质、宽松、透气性强，没有纽扣。鞋 1 ~ 2 双，小帽子。

（2）卫生用品：尿片，隔尿垫，纯棉尿布；脸盆；洗浴护肤品；大浴巾、毛巾各 2 条。

（3）母乳喂养用品：干净、柔软、棉质的小方巾 3 ~ 4 块，方便清洁乳头和擦拭或垫护溢出的乳汁；吸奶器，用于乳房胀时挤出积聚在乳腺里的母乳，或婴儿无法直接吮吸母乳、妈妈乳头发生问题的时候；乳房专用小盆，用于热敷和清洁乳房。

（二）心理准备

1. 调整心态

接近分娩，孕妇可能会心情紧张，产生许多疑惑和担忧。如担心胎儿是否健康、有无畸形、初生婴儿是否聪明、会不会发生难产等。

孕妇要了解分娩是正常生理过程，只要有良好的心理准备，大都能平安度过分娩这一关。产妇的精神状态固然受到外界各种因素的影响，但也是完全可以控制，并且可以不断进行自我调整的。

（1）相信医师：要信任医院和医师，随着现代医学的进步，已经能够应付可能出现的各种意外，保证母子的安全。

（2）了解分娩过程：事先对分娩的过程有详细的了解，对可能出现的各种不正常的因素，都要尽可能地配合好助产人员。

（3）瓜熟蒂落，泰然处之：保持不急不躁、泰然处之的心态，良好的心理状态能很好地帮助产妇克服产前的种种不适、缓解产中的疼痛，并能促进产后的尽快恢复。

事实证明，有充足心理准备的产妇，比没有心理准备的产妇分娩要顺利得多。

2. 正确认识分娩疼痛

对于分娩疼痛的恐惧是此时最为严重的心理问题。分娩过程的疼痛是不可避免的，但也因人而异，有人并不感到很痛，大部分人都是可以忍受的。分娩时的阵痛是自然现象，与受伤、疾病的疼痛有本质上的区别。

据研究，产妇产前的精神状况和分娩疼痛有很大的关系，分娩疼痛有自身心理因素，严重的紧张、恐惧心理会加重疼痛的感觉。对于人体来说，心情舒畅，肌肉也会放松，心情越紧张，肌肉就会绷得越紧。心情紧张可导致原发或继发宫缩乏力、产程延长等异常分娩，不仅疼痛加剧，还会造成难产、滞产，更严重的还会发生产后大出血的现象，甚至由于紧张的心理，产道不能撑开，致使本来可以顺产的婴儿突然窒息死亡，酿成更大的痛苦。

所以，必须从思想上消除对分娩的恐惧，保持平静的心态，分娩时也就不会感觉太疼了。

五十六、临产信号及应对

（一）临近分娩的信号

1. 胎动减少

此时胎头已经入盆，位置固定，胎儿撑满子宫，子宫中没有多余的活动空间，再加上宫缩使胎儿活动不便，胎位已相对固定，因此胎动减少。每小时＜3次或持续2～3小时无胎动，应马上就医。

2. 子宫底下降

临近分娩，胎头开始进入骨盆，子宫开始下降，减轻了对横膈膜的压迫，孕妈妈的呼吸困难有所改善，胃的压迫感消失。胃的周围感觉很舒畅，食欲也会增加，呼吸变得轻松起来。

3. 大小·便次数增多

胎儿下降到骨盆，压迫膀胱，使膀胱容量减小，排尿次数增多。分娩激素作用于肠道，可能会增加排便次数，这时排空肠道，便于胎儿通过狭窄的产道。

4. 假性宫缩

假性宫缩间隔时间有时几小时，有时十几分钟，没有什么规律，和真正的产前宫缩有很大的区别，是临近分娩的重要症状之一。从孕 28 周开始，假宫缩会经常出现。如果孕妈妈较长时间用同一个姿势站立或坐下，会感到腹部一阵阵变硬，这就是假宫缩。其特点是发生的时间无规律，程度时强时弱。

临产前，由于子宫下段受胎头下降所致的牵拉刺激，假宫缩会越来越频繁。孕妈妈会感觉子宫每天都有几次不规律的收缩，但持续时间通常不超过 30 秒，而且收缩力弱，也不规则，并且强度逐渐增加，常在夜间出现清晨消失。需要注意的是，孕妈妈如果感觉子宫收缩很有规律，疼痛变得越来越厉害，尤其是宫缩间隔 10 分钟一次时，就要准备去医院分娩了。

5. 腹坠腰酸

孕十月孕妈妈即使活动量不大，也会时时感到腹部有轻度的伸张、疼痛。尤其分娩前几天，胎头下降使骨盆压力倍增，这种疼痛次数会变得有规律并且增多。胎儿头部压迫到骨盆内的神经，造成腰腿酸痛，行动不便。

6. 阴道分泌物增多

怀孕期间黏稠的分泌物会累积在子宫颈口，由于子宫颈闭合，再加上这些分泌物比较黏稠，因此流出的分泌物并不多。而临产时，子宫颈口张开，分泌物就会大量流出来。这些分泌物呈白色黏稠状，为防止细菌滋生，要勤换内裤，清洗外阴。

（二）即将分娩的信号

1. 有规律的宫缩

有规律的宫缩是临产的标志。子宫收缩后，子宫肌纤维都不会恢复到原来的长度，这样就使子宫体积越来越小，迫使胎儿娩出。最初可能10～15分钟一次，每次持续几十秒。随着产程推进，宫缩间隔和持续时间会变短，而且收缩的强度会变大。两次宫缩之间的间隔为5～6分钟，持续时间为30秒左右。分娩过程中，宫缩间隔和持续的时间还会越来越短。

2. 阵痛

子宫收缩伴随着阵痛，和宫缩一样，开始时间隔时间长，随后会越来越频繁。出现每10分钟1次规则的疼痛时，分娩就要开始了。

3. 见红

通常在分娩开始前24～48小时内，子宫颈口开始活动，使子宫颈内口附近的胎膜与该处的子宫壁分离，毛细血管破裂而少量出血，与子宫颈管内的黏液相混排出，这就是见红，预示着孕妈妈分娩即将开始。

4. 破水

随着子宫有力的收缩，胎儿下降，引起胎膜破裂，羊水流出，这表示胎儿很快就要出生了。羊水和小便是有区别的，羊水外流无法控制，味道微甜，呈透明或乳白色，其中还有少量的红血或絮状物。

每个孕妇在分娩前并不一定会出现上述全部信号，而且出现的程度也存在一定的差异。如果出现上述一两种信号，不要惊慌失措，要保持冷静，只要做好了充分的准备，一切都会非常顺利的。

（三）应对方法

1. 破水及时入院

羊水一旦破裂就意味着宝宝不再被羊水保护，可能有感染的风险，需要立即入院待产。同时在出行途中，尽可能保持臀部抬高状态，避免羊水流出过多以及脐带脱出，危及胎儿生命。

2. 见红做好入院准备

见红一般发生在分娩开始前的 24 ～ 28 小时，当然也会有在见红几天甚至一周左右时间才临产的情况。这时候可以先与医院取得联系，根据要求从容行事。但如若出血量超过生理期血量，或伴有规律疼痛，必须立即入院待产！

3. 规律宫缩视情况入院

对于头胎孕妈来说，考虑到出行不便，可以在阵痛每 10 分钟一次时出发入院待产。对于二胎、三胎宝妈来说，产程进展会更快，出现规律宫缩就要及时入院待产。

（四）突遇急产险情，掌握急救要点

若就医不便，出现急产，在医务人员赶到前，孕妈和家人都得知道如何自我急救。

（1）当急产发生在家中或路上时，准妈妈要保持镇定并立即联系社区或是拨打 120 寻求紧急帮助，协助分娩。

（2）发生急产时孕妈不要急于用力，大口喘气，要像吹蜡烛那样吹气。

（3）躺下来，臀下垫上垫子，避免胎儿出生太快，头撞到地。

（4）当家属看到宝宝头部快要出来时，用干净毛巾或者浴巾轻托住宝宝的头部，注意千万不能硬拉或扭动。

（5）当宝宝肩部露出时，用两手托着头和身体，慢慢地向外提等待宝宝身体出来。

（6）用干净毛巾或者浴巾包裹新生儿，注意保暖，用干净柔软的布擦拭干净婴儿口鼻内的羊水。

（7）不要着急剪脐带，存在感染的风险，用线在距离宝宝肚脐 10 cm 左右的地方扎住脐带，然后等医师来处理，或者直接去医院处理。

（8）通常在胎儿娩出后 15 分钟内，胎盘会伴随宫缩娩出，将其装起来放在宝宝旁边即可。如若胎盘没有娩出，不要着急拉出来，等医师到场或到医院处理。

（9）产妇和新生儿都需要尽快到医院做进一步的检查、处理，以防感染或其他风险发生。

五十七、提倡住院分娩

女性生小孩虽然是正常的生理过程，但分娩中随时可能发生各种并发症，如胎儿宫内窘迫、产道撕伤等，若处理不当，容易发生意外，危及母婴的生命安全和健康。特别是以往有过流产、难产或患高血压、心脏病等内科疾病的孕妇，分娩时更容易发生意外。住院分娩可以得到医务人员对整个产程的悉心观察，以及必要的医疗检查和监护，能及时发现生产过程中的异常情况，及早处理，以保证母子平安。

五十八、自然分娩与剖宫产

（一）自然分娩

自然分娩是指胎儿正常发育，孕妇骨盆正常发育，孕妇健康状况良好，在安全的前提下，通常无须人工干预，通过阴道分娩的分娩方式。自然阴道分娩是最理想的分娩方式，损伤小，恢复快，并发症少，可以在生产当天起床走路，一般产后可以立即进食，观察 24 小时后就可出院。

1. 自然分娩的优点

（1）在阴道自然分娩过程中，胎儿有一种类似于"获能"的过程。自然分娩的婴儿能从母体获得一种免疫球蛋白 IgG，出生后机体抵抗力增强，不易患传染性疾病。

（2）从阴道自然分娩的婴儿经过主动参与一系列适应性转动，其皮肤及末梢神经的敏感性较强，为日后身心协调发育打下了良好的基础。

（3）临床证实，阴道分娩产后感染、大出血等并发症较少，产妇产后体力恢复很快。

（4）阴道自然分娩的产妇母乳喂养的成功率高。

（5）自然分娩有利于胎儿娩出后的呼吸建立。

2.自然分娩的缺点

（1）自然分娩的产程不受控制，因此可能比其他分娩方式需要的时间长。

（2）自然分娩过程中，可能会损伤阴道，尤其是会阴肌肉，甚至会引发感染。

（3）自然分娩有可能会因子宫收缩不好引发大出血。如果无法止血，可能需要剖腹处理，严重者甚至可能要切除子宫。

（4）自然分娩的产妇，产后易感染产褥热，尤其是胎膜早破或产程较长的孕妇。

（5）自然分娩过程中可能会出现难产或产妇产力不足的情况，需要用产钳或真空吸引器助产，这样可能会造成胎头受伤及产道出口损伤。

（二）剖宫产

剖宫产是指产妇在分娩过程中，由于自身或胎儿的原因，无法通过自然分娩娩出胎儿，而是由医师采取手术取出胎儿的一种分娩方法。

剖宫产手术的前提：产妇或胎儿不能通过自然分娩结束妊娠。应该指出的是，剖宫产作为一种应急措施，在解决难产、保证胎儿和产妇生命安全上是有积极作用的。但是如果可以通过自然分娩娩出胎儿，剖宫产的安全性也就值得商榷了，而且剖宫产会给产妇产后身体恢复带来一定影响。因此，无论是医师还是产妇本人及其亲属，选择剖宫产手术时，都必须慎重。

1.剖宫产的优点

有效缩短产程，尤其是在胎儿发生宫内缺氧、胎儿巨大或产妇骨盆狭窄时，剖宫产更能显示出它的优越性。由于某种原因，不能实现自然分娩，实施剖宫产可以挽救母婴生命。若产妇腹腔内有其他疾病，在施行剖宫产的同时可一并解除。如果产妇出现子宫严重感染、子宫破裂、子宫肌瘤等症状，需要摘除子宫，剖宫产可以在娩出胎儿后直接摘除。剖宫产手术可以免除产妇受阵痛之苦。产妇产后做结扎手术很方便。

2. 剖宫产的缺点

（1）剖宫产手术对产妇的精神和肉体都会造成严重的创伤。

（2）手术过程中必需的麻醉，有可能发生意外，影响孕妇及胎儿中枢神经系统。

（3）手术时可能出现大出血，损伤腹内其他器官；手术后泌尿、心血管、呼吸等系统可能会产生并发症。

（4）剖宫产产妇身体恢复比自然分娩的产妇慢。

（5）剖宫产手术后，伤口容易感染发炎，出现发热、腹胀、伤口疼痛、切口愈合不良的现象，甚至可能发生伤口开裂、血栓性静脉炎、产后子宫弛缓性出血等症状。

（6）剖宫产女性 2 年内再次怀孕有子宫破裂的危险，如果原切口愈合状况不好，再次分娩时还要采取剖宫产，使子宫旧伤未愈，又添新伤。

（7）剖宫产女性如意外怀孕，人工流产时易发生子宫穿孔。

（8）剖宫产胎儿出生时未经产道挤压，对外界环境适应性不强，新生儿容易出现呼吸困难、吸入性肺炎、发绀、呕吐、肺透明膜病等剖宫产儿综合征。

3. 剖宫产胎儿方面的手术指征

（1）胎儿体重超过 4 000 g，自然分娩会造成难产。

（2）妊娠不足 36 周，出于某种原因需要引产；或宫内发育迟缓，体重低于 2 300 g 的足月儿，由于发育不成熟，可能不能承受自然分娩的压力。

（3）胎儿宫内缺氧，或在分娩过程中缺氧，心跳每分钟＜120次，需要快速结束分娩。

（4）胎位异常，如横位、臀位，尤其是胎足先入盆、持续性枕后位等。

（5）多胞胎或者胎儿畸形。

（6）胎膜早破，并发生脐带脱垂。

4. 剖宫产产妇方面的手术指征

（1）骨盆狭窄或先天发育异常。

（2）软产道异常，如梗阻、瘢痕、子宫体部修补缝合及矫形等。

（3）患有严重的妊娠期合并症，如妊娠高血压、心脏病、糖尿病、慢性肾炎等，无法承受自然分娩。

（4）胎盘异常，如前置胎盘或胎盘早剥等，处理不当引发出血，会危及母婴生命安全。

（5）高龄初产妇。

（6）产力不足，产程进展缓慢，甚至停滞，长时间下去，会造成胎儿宫内缺氧。

（7）有多次流产史或不良产史。

5. 减少不必要的剖宫产

导致剖宫产的5大原因是产程无法进展、前一胎剖宫产、胎儿窘迫、胎头骨盆不称、产妇患有活跃性生殖器疱疹，但是研究发现，这5大原因都可以通过一定的方法扭转，并不一定非要采取剖宫产才能保证母婴安全。

6. 剖宫产与宝宝智力的关系

近年来，剖宫产率呈现逐年上升的趋势。造成这种社会现象的原因是多方面的，除了孕妇自身的原因外，也不乏社会因素。有些孕妇对自然分娩的痛苦过于恐惧，害怕自己不能忍受那种痛苦；还有一些孕妇认为剖宫产胎儿颅骨不受挤压，不会出现脑部出血或损伤。所以宁愿自己挨上一刀，多吃些苦，也要实行剖宫产，让宝宝更聪明。

实际上自然分娩，胎儿头部虽然会受到挤压而发生变形，但是胎儿的颅骨构造也是为了分娩时通过狭窄的产道而形成的，这种变形在产后一两天即可恢复正常。胎儿在受压的同时，会刺激脑部血液循环，为控制呼吸中枢的神经提供刺激，促进胎儿啼哭与呼吸。此外，胎儿经过子宫收缩与狭窄产道的挤压，可将胎儿肺部及口鼻中的羊水和黏液排出，有利于胎儿顺利呼吸，防止吸入性肺炎发生。这些都是剖宫产做不到的。

近年来不断发表的统计资料显示，剖宫产与自然分娩对胎儿的智力发育无显著差异。剖宫产胎儿颅内出血、窒息的情况也并不少见，而自然分娩的胎儿在通过产道时，显示出生命的活力，更能适应外界环境而健康成长。所以认为剖宫产小孩聪明的说法是不科学的。而且，选择哪种分娩方式，应该以孕妇和胎儿的情况为基础，本着母婴健康的准则决定。

五十九、分娩的临床过程与配合方法

（一）第1产程——宫颈扩张期

从子宫有规律的收缩开始，到宫口开全，初产妇往往要经历 12 ～ 14 小时的阵痛，经产妇则需要 6 ～ 8 小时。

第 1 阶段，产道变软。分娩时，子宫颈由紧闭变柔软，使胎宝宝通过。宫口开始缓缓张开，羊水和黏液会起到润滑作用，帮助胎宝宝通过产道。

第 2 阶段，子宫开始缓缓收缩，加大子宫内的压力，挤压宫口，使子宫颈扩大，胎宝宝往下滑。

第 3 阶段，阵痛开始，宫口开始张开，开到 1 cm 左右后会停止一段时间，然后以每次 2 ～ 3 cm 的速度缓缓张开，最后开到 10 cm，能使胎宝宝的头部通过为止。

1.准妈妈应做

（1）宫缩间歇时，休息、睡觉、吃喝、聊天或听音乐：这一时期，子宫收缩是间断的，而且不收缩的时间长，收缩的时间短，所以，能有大部分时间得到休息，尽管这种休息常常被突如其来的疼痛所打断，也要努力使自己放松，抓紧时间休息或吃东西，如果睡不着，也可以听听音乐，和别人聊聊天。

（2）宫缩来临时，腹式呼吸，采取随意、喜欢的姿势：在宫缩来临时，准妈妈可采取腹式呼吸，使腹部放松。采取喜欢的姿势，只要感觉舒服就行，一般侧卧位要好些。

（3）如果妈妈处于临产的早期，还需要四处走动，多活动一下。可以在医师的建议下，在医院的走廊里散步或者爬楼梯等，加速产程。

2.准爸爸应做

（1）补充水分：准爸爸可以随时询问准妈妈是否需要喝水。提醒你，在水杯中附上一支吸管，让准妈妈可以轻松地摄取水分。

（2）协助更换产垫：在待产的过程中，护理人员会在妈妈的臀部下方垫上一层产垫，以保持被褥的清洁，弄脏会随时更换。准爸爸可以在旁随时观察，以提醒护理人员前来更换。观察子宫收缩与胎儿的心跳，随时提醒自己观察床边的胎心音及阵痛监测器，来了解母体与胎儿的状况。准备食物以储存体力，由于此阶段准妈妈的阵痛感受尚未达到高峰，准爸爸可以准备餐点，让准妈妈有足够的体力来应对生产。

（3）轻按腰部减痛：准爸爸可以握拳，以手指背面轻压产妇的背部，可以有效地缓解疼痛感。

（4）协助如厕：由于准妈妈在待产过程中会因为阵痛而使得如厕较为困难，准爸爸可以陪同协助准妈妈如厕，减轻准妈妈的困扰。

3.需立即告诉医师的 4 种情况

（1）宫缩间隔时间 2 ～ 3 分钟。

（2）破水。

（3）无法控制的用力排便的感觉。

（4）阴道出血增多。

（二）第2产程——分娩期

从宫口开全至胎宝宝娩出为止。初产妇要持续 1 ～ 2 小时，经产妇可在 1 小时内完成。

第 4 阶段，羊水破裂。宫口开始张开时，羊水破裂，此时会感觉有股温暖的液体从阴道流出。阵痛时会有排便的感觉。

第 5 阶段，每隔 1 ～ 2 分钟阵痛来临 1 次。阵痛时，根据医师的口令，进行呼吸和用力，正确有效地用力非常关键。

第 6 阶段，胎宝宝出生。第 2 产程的阵痛来势凶猛，准妈妈因体力消耗极大，应努力保持清醒。胎宝宝头部娩出后，准妈妈就不要向腹部用力了，要短促地呼吸，使其自然娩出。胎宝宝出生后，医师会剪断脐带。

1.准妈妈应做

（1）积极配合医师: 准妈妈可以按医师指导正确使用腹压和做哈气动作。当子宫收缩时，新妈妈双手拉住床沿两侧拉手，先深吸气，憋住一口气向下用力，当子宫停止收缩时，停止用力，此时应作哈气动作，使膈肌和腹肌有节律地收缩。

（2）正确用力: ①要将注意力集中在产道或阴道。②收下颌，看着自己的脐部，身体不要向后仰，否则会使不上劲。③产妇双脚蹬在产床上，膝盖弯曲，后脚跟尽量靠近臀部。④两手握紧产床把手，宫缩来临时深吸一口气，然后屏气，同时向下用力，力气用尽后再慢慢吐气。用力时要保持手、身体和脚原位不动，否则达不到预想的效果。⑤宫缩结束时，放松肌肉，做几次深呼吸，为下次用力做准备。⑥用力时不要因为有排便感而感到不安，或者因为用力时姿态不好看而觉得不好意思，只有尽可能配合医师的要求，配合宫缩用力，否则不但会浪费体力，还有可能影响产程。

（2）阵痛来临不要大喊大叫：准妈妈在分娩时最好不要大声喊叫，因为喊叫会消耗体力，不利于宫口扩张和胎宝宝下降。

（3）当胎头即将娩出的时候，应作张口呼吸，即哈气动作，不宜过于用力强迫胎儿落地，以免胎儿娩出过快而撕伤阴道与会阴。

2. 准爸爸应做

（1）陪伴在产妇的左后方：准爸爸在陪产的过程中，可站在产妇的左后方，给予支持、鼓励。

（2）协助用力：准爸爸可以紧握产妇的手，让产妇感到更有力量，提醒产妇正确用力。更重要的是，由于产妇看不见胎儿娩出的状况，准爸爸可以随时告诉产妇目前生产的状况。

（3）补充水分：在娩出期的过程中，产妇需要耗费相当大的体力，此时，准爸爸可以用棉花棒蘸点凉开水，在产妇的双唇上擦拭，以补充些水分。

（三）第3产程——胎盘娩出期

胎儿娩出后至胎盘娩出，一般只需数分钟，不会超过 30 分钟。

第 7 阶段，胎盘娩出。胎宝宝娩出后，宫缩会有短暂停歇，大约相隔 10 分钟，又会出现宫缩以排出胎盘，这个过程需要 5 ~ 15 分钟，一般不会超过 30 分钟。

1. 准妈妈应做

许多孕妈以为把宝宝生完就可以一切放松了，这其实是不正确的。还需要协助助产士娩出胎盘胎膜，若有裂伤、侧切伤口，还要配合助产士缝合。

在胎儿娩出后，孕妈可以有一小段休息时间，然后要配合助产士继续用力，娩出胎盘胎膜。宝宝娩出后，胎盘会在 30 分钟内娩出，超过 30 分钟未娩出，则需要医师手取胎盘。

在胎盘胎膜娩出后，如果检查娩出完整，则开始下一步，检查软产道有无裂伤及缝合伤口。这时候孕妈会觉得劳累且疼痛，需打起精神配合好助产士，保持不缩屁股双腿打开，千万不能乱动。

2.准爸爸应做

（1）观察妈妈产后的状况：产后需至观察室休息约 30 分钟，慎防产后大出血或其他的意外状况。此时，爸爸可随时观察妈妈产后的状况。

（2）协助哺喂母乳：由于现在提倡母婴亲善，许多医护人员都会让自然产的妈妈，在产后就进行关爱婴儿的工作（在产台上先让宝宝试吸母乳），这样不仅可以刺激乳汁分泌，还会刺激分泌催产素，帮助子宫收缩，有利于排出胎盘和止血。这个时候爸爸可以在一旁协助妈妈哺喂。

（四）第4产程——产后2小时

分娩结束后，准妈妈仍需要在产房观察 2 小时，因为这段时间内，最容易发生产后出血。助产士会观察子宫收缩情况及阴道流血、膀胱充盈情况，并且让宝宝与妈妈进行皮肤接触，吸吮乳头，尽早开奶。2 小时观察无异常后，助产士会护送母子回产后病房。

顺产时，宝宝在产道中受到挤压，头顶会尖尖的，头两侧轻微的凹陷。3 ～ 4 周后开始会恢复，3 个月左右宝宝的头型会恢复正常状态。

六十、哺乳准备

（一）懂得爱护乳房

作为新妈妈，对宝宝每天的照顾简直是无微不至，但是对自己的照顾却是少之又少。特别是忽略了对自己乳房的照顾，其实这间接造成了对宝宝的危害。所以，爱护自己，等于爱护宝宝，学习一下爱护自己的乳房。

首先哺乳妈妈应选穿软质、棉料衣衫。哺乳前，柔和地按摩乳房，有利于刺激排乳反射。还可以用湿热毛巾敷乳房和乳头 3 ～ 5 分钟，切忌使用肥皂、洗涤剂等清洗乳头，以免除去保护乳头和乳晕皮肤的天然薄膜，造成乳头皲裂。如需要只许用含有清洁水的揩奶布清洁乳头和乳晕。

（二）选择合适的哺乳姿势

合适的哺乳姿势以妈妈和宝宝都感觉舒适为标准，以下介绍 4 个常见的哺乳姿势，供新妈妈参考。

1. 摇篮式

妈妈坐在椅子或床上，用一只手臂的肘关节内侧和手支撑住宝宝的头和身体，另一只手托着乳房，将乳头和大部分乳晕送到宝宝口中。此方法简单易学，适合新妈妈。无论在家还是在外都适用。

2. 交叉摇篮式

当宝宝吮吸左侧乳房时，妈妈用右手扶住宝宝的头颈处托住宝宝，帮助宝宝更好地吮吸。右侧采取同样的方法。这种姿势能够让妈妈更清楚地看到宝宝吃奶的情况，适用于早产或吃奶有困难的宝宝。

3. 橄榄球式

把宝宝置于手臂下，头部靠近胸部，用前臂支撑宝宝的背，让宝宝的颈部和头枕在妈妈的手上。然后在宝宝头部下面垫上一个枕头，让宝宝的嘴能接触到乳头。这种姿势适合剖宫产和侧切的新妈妈，对伤口恢复有利。

4. 侧卧式

妈妈和宝宝面对面躺着，身贴身。如果宝宝在妈妈的左边，那么妈妈就用自己左边的胳膊支撑起身体面向宝宝，另一只手辅助宝宝，帮助宝宝吃奶。反之亦然。侧卧式可以让新妈妈得到更多的休息，适用于胸部较为丰满的妈妈。

（三）掌握正确的哺乳方法

哺乳是个技术活，看似简单，但对于没有哺乳经验的新妈妈来说，还需要从头学习，而且正确的哺乳方法对增加泌乳量及宝宝的健康成长都十分重要。在哺乳时，新妈妈可以遵循以下方法。

1. 清洁双手及乳房

哺乳前，妈妈要用温水清洁双手，如果有使用化学清洁剂一定要冲洗干净。然后用温热的毛巾擦拭乳头及乳晕，力度要适中。哺乳时，妈妈的手和乳房一定要保持温热，这样宝宝吃奶时才会感觉很舒适。

2. 双手按摩乳房

以温热的双手温柔地按摩乳房，促进乳汁分泌。

3. 抱起宝宝，选择舒服的哺乳姿势

抱起宝宝，选择妈妈和宝宝都适合的哺乳姿势。如果妈妈因为刚刚生产或其他原因体质较虚弱，可以由家人帮忙抱宝宝过来哺乳。

4. 托起乳房

四指并拢，大拇指张开，自乳房下方向上托起乳房。如果妈妈的奶水较多，可以将手指呈剪刀式托起乳房，控制母乳排出的量，避免奶水过多呛到宝宝。

5. 引起宝宝觅食反射

以乳头轻碰宝宝嘴唇，宝宝就会引起觅食反射，自己会张开嘴唇寻找乳头。这时，轻轻将乳头和绝大部分乳晕放入宝宝口中。尽量让宝宝多含乳晕，不要让宝宝只吸吮乳头，这样可以避免乳头受伤。

6. 轻轻向后退五毫米

待宝宝含住乳头和乳晕后，妈妈可以轻轻地挪动身体，让乳房向后退5 mm。这样做的目的是将乳腺管拉直，便于宝宝吸吮和乳汁的排出。

7. 温柔地注视宝宝

以温柔的目光和宝宝进行交流，让宝宝感受到浓浓的母爱。哺乳的时间是妈妈和宝宝进行亲子交流的最佳时刻，千万不要浪费这段宝贵的时光。

8. 吸空一侧乳房换另一侧

让宝宝吸空一侧乳房后，再换另一侧。下一次哺乳时，则从后喂的乳房开始喂奶。换另一侧的乳房时，妈妈要把手指轻轻放入宝宝口中，打断宝宝吃奶，然后抽出乳头。重复第五步引起宝宝觅食反射，再将另一侧乳头和乳晕放入宝宝口中。切记不可强行抽出乳头，以免乳头受伤。一定要注意两边乳房要轮流哺乳，这样才可以保持奶水充足，并且避免两边乳房出现大小不一样等问题。有的妈妈因为乳头缺陷或哺乳姿势的习惯，喜欢只喂一侧，这样对长期哺乳没有好处。

9. 宝宝吐出乳头

宝宝吃饱后，会自觉松口吐出乳头，这是宝宝吃饱后的自然反应，这时乳头就会自然从宝宝口中脱出。

10. 给宝宝拍嗝

喂奶后，妈妈要将宝宝竖着抱起，将宝宝的头轻轻放在自己肩头。五指并拢，手掌呈拱形，自宝宝腰部向上拍背，一直拍到脖根的位置。如果宝宝吃奶时睡着了，由于人体气管位置，则要注意让宝宝右侧卧，避免宝宝吐奶呛入气管。

11. 将乳汁抹在乳头

哺乳后，将剩余的乳汁挤出一些抹在乳头，然后让乳头自然风干，这是对乳头最好的保护，可以防止乳头皲裂并滋润乳头的皮肤。

12. 排空乳房

如果宝宝吃饱后，乳房内还有剩余的乳汁，则要用吸奶器或用手将乳汁挤出，让乳房排空。

（四）哺乳注意事项

1. 喂奶后乳头要自然脱出

哺乳结束时，不要强行用力拉出乳头，因在口腔负压下拉出乳头易引起局部疼痛或皮损，应让婴儿自己张口乳头自然地从口中脱出。妈妈也可以尝试终止婴儿吸吮，用手指非常小心地插入宝宝的口角让少量空气进入，并迅速敏捷地将手指放入宝宝上、下牙槽突龈缘组织之间直到宝宝松开为止。

2. 让宝宝含住乳晕

喂奶时，宝宝的下颚咬住乳晕周围，而不是乳头。上下口唇分开，齿龈环绕在乳晕周围，你能感觉到他的舌头向上，将乳头压向他的硬腭，两者挤压乳头。乳汁就是这样被挤出来的。这时宝宝就含住乳晕了。你可以用乳头挠弄宝宝的小嘴唇。一旦母婴都处在感觉非常舒适的体位，妈妈就可以用乳头轻轻抚弄婴儿嘴唇，等婴儿小嘴完全张开，直到像打呵欠那样大大地张开小嘴为止。

建议直接用乳头对准宝宝鼻子抚摩，然后逐渐向下移到婴儿上唇黏膜，逐步诱导宝宝大大地张开小嘴衔接乳头，这样可以避免哺乳时宝宝吸吮自己的下唇。

3. 让宝宝自然张开嘴

如果宝宝还是不肯大大地张开小嘴，那么就可以挤点初乳涂放到宝宝唇部，鼓励宝宝张开小嘴衔接乳头。如果宝宝把头移开了，用手轻轻地抚握颊部将宝宝头部靠近妈妈乳房，本能的新生儿吸吮反射会使宝宝将头部转向妈妈乳头。

4. 喂奶也要心情放松

妈妈在哺乳期如果压力过大，奶水不足的概率就会非常高，特别是那些家庭出现问题的女性，哺乳期间奶水味道会变差，甚至有的直接挤不出奶水。所以，妈妈要是想要宝宝健康成长，一定要让自己保持良好的心态，保证充足的奶水供应。可采用读书或是做填字游戏的方法，分散注意力。

5. 不让宝宝只吃一边奶

宝宝长时间只吃一边奶的话，会导致妈妈乳房一边大一边小，并且也容易造成积奶，久而久之就会引发乳腺炎。

（五）新生儿宜按需授乳

新生宝宝需要随时哺乳，不宜固定喂奶时间，只要宝宝想吃时就喂，经过一段时间的喂养后，他就会自然而然地形成喝奶的规律。提倡采取按需授乳的原因主要有以下几点。

（1）按需授乳可以增加宝宝吸吮的次数，从而促进乳汁的分泌，并延长母乳喂养的时间。

（2）按需授乳一般会采取少食多餐的形式，新生儿胃容量小，这样能增加宝宝的乳汁总摄入量。

（3）按需授乳有利于排空新妈妈的乳房，防止多余的乳汁淤积在乳房，从而减少患乳腺炎等疾病的概率。

（4）按需授乳能够满足不同宝宝的营养需求，使宝宝及时摄入所需要的母乳，不仅能促进身体的生长发育，还能激发宝宝心理上的快感，有利于宝宝快乐成长。

（六）宝宝吐奶的处理

新生儿的胃呈水平位，胃容量小，易发生吐奶现象。若喂养不当，如喂奶时吞入大量空气，每次喂奶量太多、太快，奶汁过冷或过热，喂奶后过多翻动孩子等，都可以引起吐奶。为避免这种情况的发生，喂奶时应将孩子头抬高一些，吃奶后轻轻拍拍孩子的背，再安静地待半小时。孩子吐奶时不要惊慌，不要立即将孩子抱起，应将孩子放30°斜坡位，头侧向一边，避免孩子将吐出的奶汁呛入呼吸道。

（七）掌握挤奶的技巧

1.适应证

（1）解除乳腺管堵塞或乳汁淤积。

（2）在孩子开始练习吸吮凹陷的乳头时。

（3）孩子拒绝吸吮时。

（4）低体重儿不能吸吮时。

（5）对有病患儿吸吮力量不足时。

（6）婴儿妈妈生病，需保持泌乳时。

（7）因妈妈工作和外出时。

（8）妈妈奶胀孩子不能很好地含接时。

（9）有需要直接将乳汁挤到孩子的口中时。

（10）婴儿有先天性口腔畸形时。

2. 正确的挤奶方法

（1）放松按摩：首先洗手把手洗干净，再洗一下乳头，放松心情，然后两手分别按摩一下胀胀的乳房，这时会有泌乳的反射，容易分泌更多的乳汁。

（2）采用自己认为舒适的体位，并将盛奶容器靠近乳房。

（3）将拇指放在乳头及乳晕的上方，示指放在乳头及乳晕的下方，与拇指相对，其他手指则托住乳房。

（4）用拇指及示指向胸壁方向轻轻下压，注意不可压得太深，否则反而会使乳腺导管因受压而引起阻塞。

（5）压力应作用在乳晕下方的乳房上，即拇指及示指所压部位需在乳晕深面的乳窦上。

（6）反复动作一压一放。除非操作不正确，一般不应引起疼痛。首次不一定有奶挤出，挤压数次后自然就会有奶滴下。

（7）手指围绕乳头顺次作圆周转移，从各个方向按照同样方法挤压乳房，务使乳房前方每一个乳窦的乳汁都被挤出。

（8）在每次压乳晕时，手指不应有滑动或摩擦或其他类似滚动式的动作出现。

（9）不要挤压乳头，因为挤压或者牵拉乳头都不会出奶，同样道理，婴儿如果仅仅吸吮乳头亦同样不会有奶被吸出。

（10）通常一侧乳房经挤压 3 ~ 5 分钟后，乳汁就会明显减少，这时可挤另一侧乳房，如此反复多次。挤奶是个累活，双手可以交替使用，以减少疲劳；但需要指出每次挤奶所需的时间以 20 ~ 30 分钟为宜。

3. 母乳的保存

新鲜母乳在 25 ~ 37 ℃的室温下可保存 4 小时，15 ~ 25 ℃的室温下可保存 8 小时，但要注意母乳不能保存在 37 ℃以上的条件下。冰箱冷藏室在 2 ~ 4 ℃的条件下可保存 24 小时。将母乳用母乳袋放置在冰箱冷藏室最冷的部位保存。冰箱冷冻室内－ 18 ℃以下可保存 3 个月。注意：冷冻室内不能存放其他物品，只能放母乳。

乳汁挤出后最好放入冰箱的冷藏室内保存，母乳解冻后可保存 24 小时，可将盛奶的容器放在温水中快速解冻，不需要进行消毒，从冰箱冷冻室取出的母乳先置于冰箱冷藏室待其解冻，使用前可在 37 ~ 40 ℃温水中加温（也可以使用温奶器快速加热，不会破坏母乳营养成分）。注意：不要使用微波炉或煮沸加热。每次按照喂养量取出母乳，不要反复加热，如加热后没有吃完则丢掉。挤奶时手及储奶的容器的清洁，保证乳汁不被细菌污染。

母乳保存的时间超过 24 小时或将乳汁喂哺其他的孩子需要用巴氏消毒法消毒。将乳汁放在 62.5 ℃的恒温箱内 30 分钟进行消毒，即巴氏消毒法，此方法既除掉了母乳中的细菌，又没有破坏母乳中的成分。注意：消毒时间不要超过 30 分钟。

六十一、婴儿喂养

（一）母乳喂养

母乳中含有婴儿所需要的丰富营养，是任何乳制品不可替代的优质乳，母乳喂养有利于婴儿健康成长。

1. 母乳喂养的重要性

（1）母乳中含有充足的能量和营养素，为孩子提供适量、合理的蛋白质、脂肪、乳糖、维生素、铁和其他矿物质、酶和水，而且母乳中这些营养素更容易消化吸收。它可以为 6 个月以下的孩子提供所需要的全部营养，为 6 ～ 12 个月的孩子提供一半的营养，为 12 ～ 24 个月的孩子提供 1/3 的营养。

（2）母乳中含有足够的水分，即使在非常干燥和炎热的气候下也可以满足孩子的需要。

（3）母乳更卫生，且含有许多抗感染的物质，可以保护儿童免受包括腹泻\肺炎和中耳炎在内的多种感染性疾病的影响。

（4）母乳喂养的孩子不易患糖尿病、心脏病、湿疹、哮喘、类风湿关节炎和其他过敏性疾病，而且可以预防肥胖。

（5）母乳喂养可增进孩子和母亲之间的情感联系，并给予孩子温暖和关爱。

（6）母乳喂养可增强大脑发育、视觉发育和视力，为学习做准备。母乳喂养的孩子已被证明具有较高的智商、语言学习能力和数学计算能力。

（7）母乳喂养可以减少产后出血和贫血，促进产后尽快康复。

（8）纯母乳喂养具有避孕效果，可以抑制排卵并延缓生育力的恢复。

（9）母乳喂养可以降低乳腺癌和卵巢癌的发病风险。

（10）母乳喂养的母亲肥胖者较少；母乳喂养有助于母亲恢复正常身材。

2. 开奶时间、喂养频率

分娩后给新生儿第一次哺喂母乳的时间称为开奶。开奶时间越早越好，健康母亲产后 1 小时即可开奶。最初几日，分泌少量的淡黄色乳汁，称为初乳。母亲每天分泌的初乳量为 45 mL 左右，新生儿的胃容量约为 5 mL，因此初乳完全能满足新生儿所需的全部营养。大多数母亲会在分娩 2 ～ 3 天后开始分泌更多的乳汁。最初数周，吮吸越多母乳分泌就越多，夜间哺喂母乳更能促进乳汁分泌。

母婴同室可以方便母亲随时给孩子哺乳。当孩子有饥饿表现时，母亲应立即哺乳。孩子在饥饿时可能有如下表现：从睡眠中醒来，转动脑袋，好像是在寻找乳房一样，吮吸其手、嘴唇或舌头，哭闹等。喂奶次数开始时1～2小时一次，以后2～3小时一次，逐渐延长至3小时左右一次，3个月后夜间睡眠逐渐延长，可以省去一次夜奶，喂哺次数每天应不少于8次，6个月后随着辅食添加，哺乳次数可逐步减少。

3. 观察母乳喂养良好

（1）大便：如果婴儿喂养适当，则应在出生后约3天内排空胎便，并逐渐转为正常大便。出生4天后，大多数婴儿每天排便3次或更多，且排便时间通常与哺乳时间同步。到出生后第5天，大便应为浅黄色并有颗粒物。

（2）小便：一般出生后第1个24小时中排尿1次，之后24小时中增加至2～3次，第3天和第4天为4～6次/天，第5天及之后为6～8次/天。

排尿次数减少，尿液呈深黄或橙色，或尿布中有砖红色尿酸盐晶体时，通常表明婴儿的液体摄入量不足，如增加液体摄入量后这种状况仍不能得到改善，应及时就医。

（3）体重：婴儿出生后体重减轻是正常现象，预计下降比例为出生体重的5%～7%。正常婴儿出生后5天左右随着吃奶量的增加会停止体重下降，生后1～2周龄时体重通常会恢复其出生时的水平。一般在3～4月龄时达到出生体重的2倍，1岁时一个母乳喂养并合理添加辅食的婴儿，体重约是出生体重的2.5～3.0倍。

（二）人工喂养

妈妈因各种原因不能喂哺宝宝时，可选用配方奶粉作为母乳替代品，称为人工喂养。人工喂养方式主要有配方奶粉喂养、牛奶喂养、混合喂养等。

目前，用于人工喂养的配方奶粉主要是以牛乳为主要原料的配方奶粉，还有一些是以羊奶作为原料的产品。优质的配方奶粉，应贴近母乳本身的营养构成，配方合理，能满足宝宝成长的营养需要，使其生长发育良好。

1. 人工喂养的种类

（1）牛奶喂养：牛奶含有比母乳高 3 倍的蛋白质和钙，虽然营养丰富，但不适宜宝宝的消化能力，尤其是新生儿。牛奶中所含的脂肪以饱和脂肪酸为多，脂肪球大，又无溶脂酶，消化吸收困难。牛奶中含乳糖较少，喂哺时应加 5% ～ 8% 糖，矿物质成分较高，不仅使胃酸下降，而且加重肾脏负荷，不利于新生儿、早产儿、肾功能较差的宝宝。所以牛奶需要经过稀释、煮沸、加糖 3 个步骤来调整其缺点。

出生后 1 ～ 2 周的新生儿可先喂 2 ：1 牛奶，即鲜奶 2 份加 1 份水，以后逐渐增加浓度，吃 3 ：1 至 4 ：1 的鲜奶到满月后，如果宝宝消化能力好，大便正常，可直接喂哺全奶。

（2）配方乳喂养：在没有母乳的情况下，配方乳喂养是较好的选择，特别是母乳化的配方乳。目前市场上配方乳种类繁多，应选择"品"有保证的配方乳。有些配方乳中强化了钙、铁、维生素 D，在调配配方乳时一定要仔细阅读说明，不能随意冲调。宝宝虽有一定的消化能力，但调配过浓会增加宝宝消化的负担，冲调过稀则会影响宝宝的生长发育。正确的冲调比例，若是按重量比应是 1 份奶粉配 8 份水。若按容积比应是 1 份奶粉配 4 份水，按此比例冲调比较方便。奶瓶上的刻度指的是毫升数，如将奶粉加至 50 mL 刻度，加水至 200 mL 刻度，就冲成了 200 mL 的牛奶，这种牛奶又称全奶。消化能力好的宝宝也可以试喂全奶。

比起母乳喂养，冲调奶粉显得有些麻烦，尤其是在夜间喂奶，没等冲好，饥饿的宝宝就会啼哭不止，这时急急忙忙冲好的奶又很烫，宝宝不能立即吃。使用配方乳要妥善保存，否则会影响其质量。应贮存在干燥、通风、避光处，温度不宜超过 15 ℃。

奶量的计算：宝宝每天需要的能量为 418.6 ～ 502.3 kJ/kg，需水分 150 mL/kg。100 mL 牛奶加 8% 的糖可供给能量 418.6 kJ。

（3）羊奶喂养：羊奶成分与牛奶相仿，蛋白质与脂肪稍多，尤以白蛋白为高，故凝块细，脂肪球也小，易消化。由于其叶酸含量低，维生素 B_{12} 也少，所以羊奶喂养的宝宝应添加叶酸和维生素 B_{12}，否则可引起巨幼红细胞贫血。

（4）添加鱼肝油：不论是母乳喂养或人工喂养的宝宝，如果出生后没有注射过维生素 D，在宝宝 3 ～ 4 周时应及时添加鱼肝油，以防止佝偻病的发生。由于奶中含维生素 D 较少，加之新生儿期基本没有户外活动，宝宝接触不到阳光的照射，很容易发生佝偻病，出现哭闹、多汗、易惊吓等症状。

目前鱼肝油有 2 类，一类是普通鱼肝油，这种鱼肝油长期服用会出现维生素 A 中毒，对宝宝造成一定的危害；另一类是新型鱼肝油，它减少了维生素 A 的含量，降低了发生维生素 A 中毒的可能性。不管是哪种鱼肝油都不宜长期服用，因为一旦发生中毒，宝宝并无特异性症状，不能早期发现。最安全和最有效的是让宝宝多晒太阳，多做户外活动。

2. 人工喂养的优点

（1）增加其他亲人和宝宝的亲密接触：喂养宝宝不再是妈妈一个人的事了，爸爸也可以来分担，从而增加和宝宝的亲密接触。

（2）清楚掌握喂奶的量。采用人工喂养，对每次宝宝吃了多少毫升的奶是一清二楚。

（3）灵活性好。人工喂养时，妈妈可以与宝宝分离一段时间（如工作忙、出差等）而不用担心宝宝饿肚子。

（4）使用方便。如使用奶粉，无论是母亲、保姆或是其他人，在任何时间任何地点都可以给宝宝喂奶。

（5）使妈妈获得自由。妈妈可以摆脱哺乳的约束，从事自己的工作或其他事务。

3.人工喂养的方法

人工喂养婴儿的方法也有一定的讲究，宝宝需要吃多少配方奶以及吃配方奶的频率，都需要取决于宝宝的年龄、体重等。实际吃多吃少，要根据宝宝的需求而定，中间还可加喂牛奶，但牛奶不能充当主食。另外，也可以自己动手制作一些粥类的辅食。随着孩子年龄增长，慢慢添加新的食物，比如果汁等。另外，也需要根据宝宝的实际情况看看宝宝是否需要补充鱼肝油或是钙片。

完全采取人工喂养的足月新生儿，生后 4～6 小时开始试喂一些糖水，到 8～12 小时开始喂牛奶。喂奶前要计算一下牛奶量，按照热量的需要，以每天每千克体重供给热量 209.3～418.6 kJ 计算。一天牛奶量可分成 7～8 次，每次约 30 mL，每次加开水 15 mL，就相当于每顿给孩子喂 2：1 的牛奶 50 mL 左右。每次喂奶的间隔时间为 3～4 小时，两次牛奶之间要喂一些开水。夜间可以停喂一次，以免影响妈妈和孩子的休息。孩子的食量不尽相同，喂养的奶量也要根据具体情况而定。

喂养的姿势上要注意，不要在孩子平躺时喂孩子，这样的姿势吃奶费力，可能会呛着孩子，或引起呕吐。此外也不要把奶瓶靠在枕头或垫子上，角度不对会导致宝宝吸入大量的空气。需要注意的是，如果孩子停了下来，不要强迫孩子把剩下的牛奶吃光。

4.人工喂养注意事项

（1）不同的宝宝每天需要牛奶的牛奶量是因人而异的，奶量按婴儿体重计算。每天每千克体重需牛奶 100 mL，如婴儿 6 kg 重，每天就应喝牛奶 600 mL，约 3 瓶奶，每 3～4 小时喂 1 次奶。

（2）选择优质的代乳食品。4 个月以内的婴儿可选择含蛋白质较低的婴儿配方奶，6～8个月可选用蛋白质含量较高的配方奶。那些对乳类蛋白质过敏的患儿，可选用以大豆作为蛋白质的配方奶。

（3）注意奶粉的浓度。奶粉的浓度不能过浓，也不能过稀。过浓会使宝宝消化不良，大便中会带有奶瓣，过稀则会使宝宝营养不良。

（4）喂奶器具注意消毒。冲完一次奶粉后，请检查一下是否将小匙正确放置，并每次用前都消毒。奶瓶应洗净煮沸消毒15分钟，奶嘴煮沸5分钟即可。

（5）控制好奶的温度。宝宝的奶粉适宜用50～60℃的温开水冲泡，太热会破坏奶粉的营养成分或者所买奶粉表明的温度。

（6）注意喂养姿势和技巧。喂奶前，可将乳汁滴几滴于手背或手腕处，试试奶温，以不烫手为宜。喂奶时，奶瓶斜度应使乳汁始终充满奶头，以免婴儿将空气吸入。喂奶后应将婴儿竖抱拍气。

（7）适量给宝宝补充水。母乳中水分充足，但是奶粉就不一样了。因此吃母乳的宝宝在6个月以前一般不必喂水，而人工喂养的宝宝则必须在两顿奶之间补充适量的水。

（8）应提早添加辅助食品，如婴儿米粉及麦粉，其营养均衡全面，蛋白质、脂肪含量较高，还含有多种蛋白物质及维生素，容易消化吸收，能满足婴儿生长发育需要。

（三）混合喂养

有部分婴儿由于各种原因不能完全母乳喂养，如母乳不足、母亲需要外出工作或出差一段时间等。这时就需要给宝宝喂食母乳代用品，这种喂养方式叫混合喂养或部分母乳喂养。断奶时，一般都会选择进行混合喂养，通过母乳和奶粉的交替搭配，慢慢使孩子过渡，这样不会让孩子产生太过于反抗的情绪。

1.判断母乳不足的指标

（1）宝宝尿少且浓，每天少于6次。

（2）每个月的体重增长不良，6个月以内的宝宝每月增长不足 500 g。如果确实是母乳不足，则需要适当添加配方奶粉作为补充。

2. 混合喂养方法

（1）补授法：母乳喂养次数一般不变，每次先哺母乳，将两侧乳房吸空后再以配方奶补足母乳不足部分。补授的乳量由小儿食欲及母乳量多少而定，即"缺多少补多少"。补授法的优点是保证了吸吮对乳房足够的刺激，有的母乳分泌最终可能会因吸吮刺激而逐渐增加，又重新回归到纯母乳喂养。建议 6 个月以下的宝宝采用。

（2）代授法：在某次母乳喂养时，有意减少母乳量，增加配方奶量，逐渐替代此次母乳量，依次类推直到完全替代所有的母乳。适合 4～6 个月婴儿，为以后断奶做准备。

3. 混合喂养的注意事项

（1）混合喂养时，坚持母乳优先的原则，要先吃母乳，坚持按时母乳喂养，每天不少于 3 次，哺乳时间为 5 分钟，每次要吸空两侧乳房，再增加配方奶粉补充，这样可以保持母乳分泌。缺点：因母乳量少，婴儿吸吮时间长，易疲劳，可能没吃饱就睡着了，或者总是不停地哭闹，这样奶量就不易掌握了。

（2）母亲因上班白天不能及时喂哺时，要把乳汁及时挤出，挤到带盖的消毒瓶内冷藏，喂前要隔水加热。可在每天特定时间喂哺，一般不少于 3 次，这样既保证了母乳充分分泌，又可以满足婴儿每次的需要量。其余的几次可给予配方奶粉，这样每次喂奶量较易掌握。

（3）混合喂养应注意不要使用橡皮奶头、奶瓶喂婴儿，应使用小勺、小杯或滴管喂，以免造成乳头错觉。

（4）夜间妈妈休息，乳汁分泌量相对增加，宝宝需要量又相对减少，要尽量母乳喂养。

六十二、新生儿抚触

（一）新生儿抚触的好处

新生儿抚触是妈妈和宝宝增进交流的有效方式，还能促进宝宝神经系统的发育，加快宝宝免疫系统的完善。宝宝在接受抚触时，由于皮肤受到不同力度的刺激，传到大脑，形成兴奋灶，并在多次刺激后形成固定兴奋灶，借以完成思维、想象和创造等各项心理活动。抚触可以广泛刺激宝宝身体的各个部位，从而解决皮肤饥饿的问题，促进宝宝的肌肉协调运动，让宝宝全身舒适、心情愉快，更易安然入睡。

（二）新生儿抚触的操作

一般在宝宝洗澡后进行抚触。操作前要关闭门窗，保持室温在 24～26 ℃，可以放一些柔和的音乐做背景。准备好润肤油、毛巾、尿不湿、替换的衣物。进行抚触前，妈妈要修平指甲、摘下戒指、清洁好手部。

妈妈给宝宝抚触前要温暖双手，将润肤油倒在手掌心，揉搓后进行抚触。动作开始要轻柔，慢慢增加力度，每个动作重复 4～5 遍。要掌握正确的抚触方法，按头→胸→腹→上肢→下肢→背部→臀部的顺序进行，动作要到位，力度要适当。

1. 头部抚触

大人两手拇指指腹从宝宝前额正中心向两侧发际滑动，双手拇指从下颌部中央向两侧向上滑动到耳垂，呈微笑状。一只手轻托宝宝的头部，另一只手指腹从宝宝一侧前额发际像洗头一样自前向后滑动，直到耳后。换手进行另一侧。到耳朵的地方可以从上到下轻轻捏一捏。

2. 胸部按摩

大人双手分别从宝宝两侧肋缘向对侧外上方滑动至肩部，交替进行。避开宝宝的乳头。

3. 腹部抚触

大人双手指腹分别按顺时针按摩宝宝腹部。脐带还没脱落的宝宝注意避开肚脐。

4. 四肢抚触

大人两手呈半圆形交替握住宝宝胳膊，从上臂到手腕部轻轻挤捏，用拇指从宝宝掌心按摩到手指，并轻轻提拉每根手指。按照这个方法依次对四肢进行抚触。

5. 背部抚触

宝宝趴在床上，以脊柱为中线，大人双手分别从宝宝脊柱中央向两侧滑行，从背部头侧逐渐下移至臀部，最后沿脊椎线由颈部抚触全臀部。

宝宝的状态决定了抚触的时间，应该避免在饥饿和进食后1小时内进行。每次抚触 10 ～ 15 分钟，不宜时间太长。

抚触过程中观察宝宝的反应，如出现哭闹、皮肤颜色改变等异常情况应暂停抚触，异常情况持续时应停止抚触，安抚宝宝。要一边抚触一边同宝宝讲话，不要强迫宝宝保持固定的姿势，如果宝宝觉得疲劳或情绪反应激烈时，要停止抚触。太轻柔的抚触会使宝宝感觉痒，引起其不适和反感；太重会造成宝宝损伤，所以要以宝宝舒适、感觉不痛不痒为宜。根据宝宝的感受随时调整力度。

六十三、新生儿疾病筛查

（一）新生儿疾病筛查的定义

新生儿疾病筛查是指在新生儿群体中，用快速、敏感的实验室方法对新生儿的遗传代谢病、先天性内分泌异常以及某些危害严重的遗传性疾病进行筛查的总称。其目的是对患病的新生儿在临床症状尚未表现之前或表现轻微时通过筛查得以早期诊断、早期治疗，防止机体组织器官发生不可逆的损伤，避免患儿发生智力低下、严重的疾病或死亡。

（二）新生儿疾病筛查的对象

所有活产新生儿。

（三）新生儿疾病筛查的方法

为确保筛查结果的准确性，需在孩子出生 72 小时、哺乳至少 6 ～ 8 次后，采集静脉血或尿液作为材料。血样的采集是从足跟部采血，用滤纸吸全血，形成血斑。尿样的采集是在新生儿的尿布中夹着滤纸或直接收集新鲜尿液 1 ～ 2 mL。

筛查时，采取新生儿足跟血进行筛查并填写清楚新生儿信息卡。采血时需要使用专用的采血滤纸。将足跟血 3 ～ 4 滴滴在专用滤纸片上，室温下晾干，置于 4 ℃冰箱内保存，在规定的时间内送达筛查中心。

（四）新生儿疾病筛查的内容

目前筛查项目为苯丙酮尿症、先天性甲状腺功能减退症、先天性肾上腺皮质增生症、葡萄糖 -6- 磷酸脱氢酶缺乏症等新生儿遗传代谢病和听力障碍。

1. 苯丙酮尿症

苯丙酮尿症是一种较常见的遗传代谢病。

（1）典型表现：婴儿皮肤、头发颜色变浅或黄色、白色，尿有一种特殊的鼠尿味，常出现惊厥、智能落后，有的孩子可出现频繁呕吐或腹泻，皮肤常出现湿疹，肌张力低下或亢进。

（2）明确诊断后，立即进行饮食疗法，减少苯丙氨酸的摄取。

2. 先天性甲状腺功能减退症

（1）典型表现。①生长落后：身材矮小、躯干长、四肢短、囟门晚闭、出牙迟、坐迟、爬迟、行迟。②智能落后：表情呆滞、反应迟钝、动作笨拙、智商低。③特殊面容：面部呈水肿、头大颈短、面黄、毛发少、鼻梁塌、眼距宽、眼裂窄、唇厚、舌大、舌常伸至口外。④生理功能低下：食欲差、畏寒怕冷、反应差、不爱活动、嗜睡、脉细而弱、心音低而慢、腹膨胀、常便秘。⑤新生儿期：生理性黄疸延长、便秘、腹胀、脐疝、常处于睡眠状态、对外界反应迟钝、喂养困难、哭声低、活动少、声音嘶哑、体温低。

（2）一旦确诊，立即服用甲状腺素治疗。

随着年龄的增长，苯丙酮尿症和先天性甲状腺功能减退症的患儿智能和体格发育均落后于同年龄孩子的水平。一旦症状表现出来就无法治愈，使他们失去治疗时机。因此，早期进行新生儿疾病筛查，早期发现以上2种疾病，及时治疗，使他们的智力发育不受影响是非常必要的。

孩子出生的医院会让产妇填写一张有详细联系方式的表格，并且告诉产妇或家属如果在1个月之内没有收到通知，就说明新生儿疾病筛查没有问题，反之则必须到指定的医院进行复查。

（五）新生儿听力筛查

1.新生儿听力筛查的定义

新生儿听力筛查是通过耳声发射、自动听性脑干反应和声阻抗等电生理学检测，在新生儿出生后自然睡眠或安静的状态下进行的客观、快速和无创的检查。

2.新生儿听力筛查的意义

胎儿听觉感受器在6个月时就已基本发育成熟，9个月以前完成听觉神经系统的髓鞘化。所以，孩子一出生就具备了听的能力，也具有初级原始的视听、视触等感觉协调能力。在1岁内通过常规体检和父母识别几乎不能发现听力障碍儿童，唯有新生儿听力筛查才是早期发现听力障碍的有效方法。

正常的听力是进行语言学习的前提。听力正常的婴儿一般在4～9个月便能咿呀学语，这是语言发育的重要阶段性标志。而有严重听力障碍的儿童由于缺乏语言刺激和环境的影响，如果不能在11个月以前进入咿呀学语期，在语言发育最重要和关键的2～3岁便不能建立正常的语言学习，这时才经检查发现先天性的听力损伤，并开始进行语言康复治疗，已经太迟了。轻者导致语言和言语障碍、社会适应能力低下、注意力缺陷和学习困难等心理、行为问题，重者导致聋哑，严重影响其智力发展，并对儿童将来的生活造成生理、心理和经济问题。如果在新生儿或婴儿早期及时发现听力障碍，使其在语言发育的关键年龄段之前运用助听器等人工方式帮助其建立语言刺激环境，则可使语言发育不受或少受损害。早期发现儿童听力障碍在预防聋哑和语言发育障碍中具有十分重要的作用。

3.新生儿听力筛查的时间

（1）初步筛查过程（初筛）：即新生儿生后 3 ~ 5 天住院期间的听力筛查。

（2）第 2 次筛查过程（复筛）：即出生 42 天内的婴儿初筛没"通过"；或初筛"可疑"；甚至初筛已经"通过"，但属于听力损失高危儿如重症监护病房患儿，需要进行听力复筛。

4.新生儿听力筛查的对象

新生儿听力筛查对象主要有 2 种，一是所有出生的正常新生儿；二是对具有听力障碍高危因素新生儿。

（1）听力障碍高危因素：①在新生儿重症监护室 48 小时及以上者；②早产（< 26 周），或出生体重低于 1 500 g；③高胆红素血症；有感音神经性和 / 或传导性听力损失相关综合征的症状或体征者；④有儿童期永久性感音神经性听力损失的家族史者；⑤颅面部畸形，包括小耳症、外耳道畸形、腭裂等；⑥孕母宫内感染，如巨细胞病毒、疱疹病毒、毒浆体原虫病等；⑦母亲孕期曾使用过耳毒性药物；⑧出生时有缺氧窒息史，1 分钟 Apgar 评分为 0 ~ 4 分或 5 分钟 Apgar 评分 0 ~ 6 分；⑨机械通气 5 天以上；⑩细菌性脑膜炎。

（2）虽然胎儿先天性耳聋发病率在千分之一到千分之三，但有耳聋家族遗传史、已生育一个耳聋患儿的正常夫妇、新生儿耳聋基因筛查为携带者其父母再生育者、聋哑人结婚等高危人群都属于重点筛查对象，需在怀孕前期来院咨询，通过羊水穿刺筛查耳聋基因来确诊孩子的听力是否正常。

5. 新生儿听力筛查的方案

（1）正常分娩：新生儿须在生后 3 ～ 5 天住院期间安静状态下（睡眠、奶后）和周围安静环境下，由专人用耳声发射和 / 或自动判别听性脑干诱发电位（automatic auditory brainstem response，AABR）检查的方法对其进行听力筛查。未通过者产后 42 天复筛或直接转往当地儿童听力诊断指定医疗机构。复筛时一律双耳复筛，即使初筛时只有单耳未通过，复筛时亦均应复筛双耳。

（2）入住新生儿重症监护病房的新生儿及婴儿：病情稳定，出院前应施行 AABR 检查，以免漏掉蜗后听力损失（如听神经病）。未通过 AABR 检查的婴儿，应直接转诊到听力中心复筛，并根据情况进行包含诊断性 AABR 在内的全面听力学评估。

（3）在 1 月龄内再次住院治疗的婴幼儿（无论住 NICU 或普通病房）：当伴有迟发性听力损失的可能时（如有换血指征的高胆红素血症或血培养阳性的败血症等），出院前应复筛听力。

（4）在听力筛查时除力求发现已经存在的听力损失外，还要通过分析病史和家族史，了解受试者是否有迟发性听力损失的高危因素，可疑者应对其听力进行定期跟踪和随访。

应特别强调的是，并不是所有的婴幼儿时期的听力损伤在出生时都能表现出来，更何况部分婴儿可能因为一些后天性和继发性的原因而导致后来的听力障碍。所以，新生儿听力筛查正常并不能排除听力异常，有必要对一些在日常生活中发现听力异常的孩子做进一步的检查。对确诊听力障碍的儿童应转往相应的聋儿治疗、康复机构，进行耳聋分析和听力测试，选配助听器及接受听力语言康复训练。同时，婴儿父母应及早接受培训，花更多的时间陪伴婴儿，利用视觉信号和实例来教育孩子认识这个世界，以使听力障碍造成的损失得到最大程度的减轻。建议：0～6岁的儿童应该每年进行一次常规听力筛查。

（六）新生儿疾病筛查早诊断早治疗好处多

先天性甲状腺功能减退症患儿在出生3个月确诊和治疗，80%以上智力发育正常。苯丙酮尿症患儿在3个月内开始治疗，智力发育大多能恢复到正常水平。患儿3～12个月开始治疗，其智商多在60以上（智商在90以上为正常）。患儿于1岁以后开始治疗，其智商往往在60以下。

所以早发现、早确诊、早治疗对疾病的预后有着十分密切的关系，对提高出生人口素质，减少出生缺陷的发生显得尤为重要。

（七）孩子出生后看起来很健康，也要参加新生儿疾病筛查

患者及家属认为孩子出生后很健康，家里人都没有遗传病便不予重视，且心疼采血时新生儿哭闹，甚至认为会造成感染等影响，而拒绝给新生儿采血，导致筛查率降低。殊不知虽然这些遗传病很少见，但大多数患有先天性遗传病的婴儿往往在筛查前缺乏特异性表现，一般要到6个月后才出现疾病固有的临床症状，并日趋加重，此时一切将无法挽回。因一旦出现疾病的临床症状，表明疾病已进入晚期，即使治疗，智力低下也难以恢复；相反，若能在出生不久发现疾病，确诊治疗，那么，绝大多数患儿的身心将得到正常的发育，其智力亦可达到正常人的水平。

六十四、产后访视及产后检查

（一）产后访视的时间

针对产后28天内的产妇和新生儿提供保健服务，医务人员到产妇家中，了解产褥期产妇和新生儿的健康情况，提供健康指导和护理技术。产后访视至少2次，第1次访视在产后3～7天内，第2次访视在产后第28天，出

现母婴异常情况应当适当增加访视次数或指导及时就医。

产后访视是围产保健的重要组成部分，是产前、产时保健服务的延续，直接关系到产妇身体恢复、婴儿生长发育和母乳喂养的成功。产后访视对早期诊断、治疗、预防产妇、新生儿常见病，保障产后母婴的健康具有重要意义。

（二）产妇访视

1. 产妇健康情况

（1）要通过询问和查看记录，了解产妇发热、出血、排尿情况，乳房有无红肿、疼痛及其他不适；查看妊娠期保健手册记录，包括孕产期有无合并症/并发症，接受过哪些治疗。

（2）测量血压、体温和脉搏；查看结膜、手掌有无苍白；查看乳房，有无红肿、硬结、乳头皲裂等异常情况；查看腹部（或外阴）伤口有无红肿、流脓等表现；触摸子宫，了解收缩情况及有无压痛；查看会阴垫，观察出血和恶露情况。

2. 提供产妇保健指导

（1）休养环境舒适：居室应安静、清洁、空气流通和温湿度适宜。每天最好通风换气 45 分钟，保证室内空气新鲜。通风时可将新生儿暂时抱到另一个无对流风的地方。新生儿的衣被要勤洗勤换，最好在户外晾晒。

（2）注意个人卫生：产妇每天要刷牙和清洗外阴，特别是在大小便后；如有条件可用温水擦浴或淋浴；勤换会阴垫和内衣；接触新生儿时应注意消毒隔离，如护理新生儿前要用肥皂和清水洗手；患病者最好不要接触新生儿；尽量减少亲属的探望。

（3）产后适当活动：阴道自然分娩者可在产后第 2 天下床在室内随意走动或做产后健身操；行会阴侧切术或剖宫产术者，可于次日起床稍事活动，待拆线后再做产后健身操；产后尽早活动和做产后健身操有助于体力恢复、排尿和排便，可避免静脉栓塞的发生，并能恢复盆底和腹肌张力；产后健身操包括抬腿、仰卧起坐、缩肛运动。这些运动每天应做 3 次，每次 15 分钟，运动量可根据个人情况逐渐增加。

顺产分娩 1 个月后可以恢复规律活动，以散步为主；2 个月后可以恢复一般的运动，包括快走；3 个月后可以恢复孕前的多数运动。

如果是剖宫产，可以在顺产的基础上适当推迟 15 ～ 30 天。由于每个人的身体恢复情况不尽相同，何时恢复运动和运动量的掌握主要以身体的舒适为标准。

（4）进行心理保健：丈夫、家属及医护人员均应关心产妇的情绪变化并倾听她所担心的事情，医护人员在与产妇接触中，应格外注意自己的言行，要用友善、亲切、温和的语言，表达出对产妇的关心，使产妇具有良好的身心适应状态。特别是在产妇身体或婴儿需要治疗的情况下，要耐心解释治疗过程和药物可能出现的不良反应，尽可能多地给予情感上的支持和鼓励。

（5）指导哺乳及乳房护理：由于母乳有多种优点，应大力提倡母乳喂养。母乳喂养时应坚持母婴同室，按需哺乳的原则，并指导产妇掌握正确的哺乳方法。

（6）计划生育指导：生殖道伤口愈合前应避免性生活。何时何种避孕方法与产妇是否进行母乳喂养有关。哺乳的产妇可采用哺乳闭经安全期法，但必须同时满足以下 3 个条件才可以达到有效的避孕目的，即婴儿不满 6 个月、月经未恢复、纯母乳喂养。不哺乳产妇，月经多在产后 6 ～ 8 周复潮。只要有性生活就要采取避孕措施。哺乳者以工具避孕为好，不哺乳者除采用工具外还可采用药物避孕法。

（7）有血压高、贫血、易疲倦或呼吸急促、阴道出血较多、发热＞ 38 ℃并伴有腥臭味恶露、尿淋漓不尽、伤口感染、外阴瘙痒、情绪低落或易哭泣等异常情况，及时到医院诊治。

（三）婴儿访视

1. 婴儿健康情况

询问、查看记录，了解婴儿出生孕周、喂养方式、睡眠状况、大小便情况；查看母亲孕产期有无合并症/并发症，接受过哪些治疗，出生体重，出生时有无窒息。

2. 体格检查

听心肺，测量体温、1 分钟呼吸次数、体重和身长，精神状态，吸吮状况，皮肤有无黄染、脓疱，眼睛有无脓性分泌物，脐带有无红肿、脓性分泌物，有无红臀，四肢活动状况等。

3. 为母亲提供婴儿保健指导

指导母亲每天要观察新生儿的精神状态、黄疸出现的时间及其程度、吸吮、啼哭、睡眠、大小便等情况，并能做到识别异常情况；指导婴儿喂养及护理等。

（四）产后检查的时间

产妇在分娩后到产后 42 天，临床上称为产褥期。在产褥期内女性身体的各个器官都发生着变化，特别是女性生殖器官变化是非常大的。一般生殖器官恢复至未孕正常状态大约需要产后 42 天的时间。当然，并非要求一定在产后 42 天检查，一般来说，产后 42 ～ 56 天进行检查也是合适的。

（五）产妇检查项目

1. 产妇健康情况

了解妈妈妊娠期情况、有无妊娠期合并症及并发症、产妇分娩情况、是否早产、分娩是否顺利、有无分娩期并发症，产褥期情况、母乳喂养情况、有无异常的症状等。

2. 体重、血压、血常规、尿常规、阴道分泌物检查

（1）体重：通过测量体重，有助于判断产妇在产后是否体重增加过快，

影响到奶水质量和身体恢复。

（2）血压：通过测量血压，有助于判断产妇血压是不是恢复到孕前水平，对于妊娠合并高血压的妈妈尤其重要

（3）血常规：通过对血常规检测，检查是否有贫血、感染等情况。

（4）尿常规：通过对尿常规检测，一方面有助于判断妊娠期合并高血压的妈妈身体是否恢复；另一方面有助于判断产后是否合并尿路感染，以便及时给予治疗。

（5）阴道分泌物检查：通过检查了解子宫恢复情况，是否有妇科炎症等。

注意：如果产妇发现自己有体重过重、贫血、血压过高、感染等情况，记得及时告知医师，配合医师及时治疗。

3. 子宫检查

子宫是孕期和产后劳苦功高的大功臣，子宫检查是产后检查很关键的一点。通过检查可以了解产后子宫恢复情况，同时检查有无出现感染的情况。一般医师选择按压宫底或者进行盆腔 B 超检查来判断子宫恢复程度，有没有发炎、后移、脱垂等情况。

4. 伤口检查

对于剖宫产或者侧切的妈妈还需要检查会阴或腹部伤口的愈合情况，查看是否发生感染。

5. 盆底功能检测

孕妇在孕期子宫日益增大，重力压迫盆底的肌肉、韧带，分娩时给盆底肌肉、韧带等组织造成不同程度的损伤，弹性明显下降。盆底损伤轻者阴道松弛、性生活不满意或小腹坠胀、尿频、便秘等，严重的会出现尿失禁、子宫脱垂、直肠脱垂、膀胱脱垂等疾病。产后检查盆底恢复情况，可以及时做康复锻炼。

建议：产后可以做盆底肌锻炼收缩运动，增加肌肉弹性，利于盆底肌的

恢复。产后 2 ～ 6 个月是修复盆底肌的最佳时间，所以产后 42 天复查盆底肌很重要，能早期发现问题，早治疗修复。

6. 乳房检查

产后的乳房检查是比较重要的一项，尤其是对于需要进行母乳喂养的妈妈们，关系到宝宝的健康问题。检查主要是看乳房和乳头是否存在炎症，有无乳腺炎、乳腺包块；同时了解乳汁分泌情况，是否可以满足宝宝生长发育的需要。

注意：如期间出现发热、发冷、头痛、恶心及呕吐症状请及时就医。

7. 避孕指导

"哺乳期"并非"安全期"。产后 42 天检查未发现异常者，可以恢复性生活，即使喂奶，不来月经也有可能会排卵，只要排卵都有可能会怀孕。因此，产后仍然要注意避孕，做好避孕措施能预防再次怀孕对妈妈的身体伤害。对于采用哪种方式来进行避孕，向医师进行详细咨询，根据医师的建议，采用最合适的避孕方式。

哺乳者以工具避孕为宜，不哺乳者可选用口服避孕药。对高危产妇已不宜再妊娠者，应做好避孕，必要时可行绝育术。剖宫产者如果再次妊娠，至少在严格避孕 2 年。

如果是顺产的话，理论上是可以随时怀孕的，但一般建议孩子 1 岁以后再怀孕，身体可以休息恢复，如果是剖宫产的话，一般建议最少 2 年以后再次怀孕，因为 2 年以后再怀孕，子宫下段伤口基本愈合可以恢复 80% 以上的张力。

8. 情绪指导

部分妈妈在产后情绪上会有所波动，但时间不会持续太长，若超过 2 周且波动特别大，建议看心理医师。

9. 母乳喂养

鼓励纯母乳喂养 6 个月，然后根据宝宝发育情况逐步添加辅食。如果母乳喂养存在问题或有乳房不适，及时咨询医师进一步处理。

（六）婴儿检查项目

1. 一般询问

一般询问包括宝宝喂养、睡眠、大小便、有无患病和就医、疫苗接种等情况。

2. 体格检查

体格检查包括一般状态、皮肤、四肢活动、心肺听诊、腹部触诊、外阴或生殖器官的观察，进行有针对性的检查。

3. 体格测量

体格测量包括体重、身高和头围，评估宝宝在月子期间的体格成长情况，判断是否存在营养、喂养问题或一些隐匿的疾病。

4. 家庭养育指导

家庭养育指导包括喂养指导、护理支持指导、疾病预防及预防用药指导、早期发展促进指导等。

5. 听力筛查情况

听力筛查是否通过，是否需要复查。

6. 神经系统项目

听力运动发育能力、神经反射，判断宝宝有没有神经运动发育落后，对于早产儿、窒息儿及出生前后脑损伤的宝宝要尤其重视这项检查。

7. 其他检查

黄疸监测、髋关节发育不良筛查、神经心理发育评估等。

六十五、预防接种

（一）预防接种的作用

新生儿由于身体各器官的功能及免疫系统尚未发育完善，抵抗疾病的能力很低，加之受外界环境中各种细菌、病毒的包围，在刚离开母体时就应被接种疫苗。接种疫苗能够增强身体免疫能力，提高抵抗力，抵御病菌的侵袭，从而起到保护人体的作用。每个人出生后都会有计划地接种疫苗，诸如乙型肝炎、麻疹、脊髓灰质炎等传染病就是通过计划免疫得到了控制。

（二）接种前的准备

（1）在注射疫苗前，父母要准备好宝宝的预防接种证。

（2）在宝宝准备接种疫苗之前，应让宝宝吃好、休息好，以免宝宝在饥饿和过度疲劳时接种发生晕针反应。接种前30分钟尽量不要给孩子吃饭或喝水。

（3）可查看疫苗接种本了解要接种的是什么疫苗，清洗要接种的部位或给孩子洗澡。

（4）要详细掌握宝宝的健康状况，如果宝宝最近几天有发热、腹泻、咳嗽等情况，要告诉医师作为参考。

（5）如果宝宝患有心脏、肝脏、肾脏疾病，癫痫或者发生过惊厥等，一定要告诉医师，让医师决定能否注射疫苗。

（6）如果孩子在前一次接种后出现了高热、抽搐、尖叫等反应，或有荨麻疹、哮喘等过敏反应，都要告诉医师。

（三）不宜接种疫苗的情况

（1）接种部位有严重皮炎、牛皮癣、湿疹及化脓性皮肤病的儿童，应在治愈后再接种。

（2）体温超过37.5℃的发热儿童。因为发热可能是流感、麻疹、脑炎、肝炎等急性传染病的早期症状，此时接种会加重病情。所以，应病愈后再接种。

（3）有严重心脏病、肝脏病、肾脏病、结核病的儿童，不宜接种。

（4）神经系统疾病，如癫痫、大脑发育不全等，也不宜接种。

（5）重度营养不良、严重佝偻病、先天性免疫缺陷的儿童，不宜接种。

（6）过敏体质及患哮喘、荨麻疹的儿童，不宜接种。因为疫苗中含有微量变应原，对过敏体质的儿童接种，会发生变态反应。

（四）疫苗类型

在医院出生的新生儿，由医院负责为新生儿接种乙肝疫苗第 1 剂和卡介苗。之后的疫苗接种由孩子居住地的社区卫生服务中心或乡镇卫生院的预防接种门诊负责。

1. 计划内疫苗

计划内疫苗（Ⅰ类疫苗）是国家规定纳入计划免疫，属于免费疫苗，是从宝宝出生后必须进行接种的。计划免疫包括 2 个程序：一个是全程足量的基础免疫，即在 1 周岁内完成的初次接种；二是以后的加强免疫，即根据疫苗的免疫持久性及人群的免疫水平和疾病流行情况适时地进行复种。这样才能巩固免疫效果，达到预防疾病的目的。

7 种计划内疫苗即卡介苗、乙肝疫苗、脊髓灰质炎疫苗、百白破三联疫苗、麻疹疫苗、流行性乙型脑炎疫苗、脑膜炎球菌多糖疫苗。这 7 种疫苗可分别预防结核病、乙型肝炎、脊髓灰质炎、百日咳、白喉、破伤风、麻疹、流行性乙型脑炎、流行性脑脊髓膜炎 9 种疾病。计划内疫苗接种时间，见表 4-1。

2. 计划外疫苗

计划外疫苗（Ⅱ类疫苗）是自费疫苗。可以根据宝宝自身情况、各地区不同状况及家长经济状况而定。如果选择注射二类疫苗应在不影响一类疫苗情况下进行选择性注射。要注意接种过减毒活疫苗（麻疹疫苗、流行性乙型脑炎疫苗、脊髓灰质炎疫苗）的要间隔 4 周才能接种灭活疫苗（百白破、乙型肝炎、流脑及所有Ⅱ类疫苗）。

10 种计划外疫苗（Ⅱ类疫苗）：流感嗜血杆菌 b 多糖疫苗、水痘疫苗、肺炎疫苗、流感疫苗、甲型肝炎疫苗、轮状病毒疫苗、出血热疫苗、狂犬病疫苗、气管炎疫苗。

表4-1 计划内疫苗接种时间

接种时间	接种疫苗
出生后24小时内	乙肝疫苗第1剂
<3月龄	卡介苗
<12月龄	乙肝疫苗第3剂、脊髓灰质炎疫苗第3剂、百白破疫苗第3剂、麻腮风疫苗第1剂、流行性乙型脑炎减毒活疫苗第1剂或第2剂
<18月龄	A群流脑多糖疫苗第2剂
<24月龄	麻腮风疫苗第2剂、甲型肝炎减毒活疫苗或甲型肝炎灭活疫苗第1剂、百白破疫苗第4剂
<3周岁	流行性乙型脑炎减毒活疫苗第2剂或流行性乙型脑炎灭活疫苗第3剂、甲型肝炎灭活疫苗第2剂
<4周岁	A＋C群流脑多糖疫苗第1剂
<5周岁	脊髓灰质炎疫苗第4剂
<7周岁	白破疫苗、A＋C群流脑多糖疫苗第2剂、流行性乙型脑炎灭活疫苗第4剂

（五）接种后的不良反应

1.局部反应

接种部位红肿和疼痛，或有小硬结，一般在接种后数小时至48小时内出现，持续2～3天可自行消失。若接种部位红肿厉害，硬结过大，或发生化脓、破溃等，要及时去医院处理。

2. 全身反应

（1）发热：最常见。一般发热在 38.5 ℃以下，持续 1 ～ 2 天，属正常反应，多喂水、多休息即可。但若高热不退或伴有呕吐、腹泻等时，要及时去医院诊治。

（2）其他应尽快处理或及时送医的情况：①晕针。②过敏性休克（最严重不良反应），表现为接种后很短时间内孩子面色发白、四肢发凉、出冷汗、呼吸困难甚至神志不清、抽搐等。③皮疹，如荨麻疹。

（3）局部感染、无菌性脓肿。

每次接种完疫苗，家长都要细心观察孩子的反应，发现异常应及时处理或去医院诊治。不要掉以轻心，以免造成不良后果。

（六）接种后的注意事项

（1）多喝水，注意保暖，不要剧烈运动。

（2）接种后，应在门诊指定区域进行观察，观察 30 分钟后，没有异常反应才可离开。

（3）回家后立即洗手、换洗外出衣服，并密切关注接种对象身体状况，如出现不适请及时致电接种门诊咨询。

（4）注射疫苗后 3 天内洗澡时避免注射部分被污染或尽量不洗澡，以防发生继发性感染。

（5）忌辛辣刺激性食物。

六十六、婴儿安全防护

（一）防丢失

1. 视线可见

（1）自己照看：①无论在哪里，眼睛要始终留意孩子，确认他的位置。或者时不时跟他说话，通过听声音来确认他在身边。②不留孩子独自在家，避免发生意外。③去医院时尽量两个大人同行，方便照看孩子。

（2）请人照看：请保姆照看小孩，一定要找正规的、信誉度高的家政机构，为孩子选择口碑佳、征信好的保姆，并跟保姆强调，要时刻注意孩子的动向。

（3）设备监控：家里安装监控，家长就能在手机上看到孩子的动态。

2. 防丢失用物

（1）婴儿专用背带：使用婴儿专用背带，并尽量选择挂在胸前的款式，配合腰凳使用会更省力。

（2）防走失牵引绳：使用防走失牵引绳，绳子一端锁在孩子手腕上，也可以系在孩子的腰部、背部；另一端锁在家长的手腕上。

（3）电子设备：使用定位手环、电话手表等用品，外出去儿童乐园、超市、车站等人多的公共场所时，给孩子戴上相应用品。

（4）紧急联系人信息卡：为孩子制作紧急联系人信息卡，卡上标注家长的联系电话或有效地址，给孩子随身携带，也可缝在孩子衣物上。

3. 信息安全

尽量不在公开的网络空间暴露孩子的个人信息、行动轨迹、成长动态、定位等，注意保护孩子隐私，谨防这些信息被坏人利用。

（二）防坠落

高层建筑对未经世事的孩子来讲，具有潜在的危险。一旦出事，往往会给家庭造成重创。所以，在孩子可以爬行、站立、行走时，我们就应该拉响安全防护的警报，时刻预防意外的发生。

1. 室内陈设

（1）家具放置：床、沙发、桌椅等尽量不靠窗户放。

（2）物品堆放：窗户、阳台周围尽可能不堆放可攀爬的物品，如板凳、椅子、箱子等，以防孩子借力爬出窗外。

2. 防护用品

（1）防护栏。①阳台、窗户均安装竖向防护栏：正常成人将身体向外探时，防护栏高度在腰部以上是安全的。护栏孔洞大小以孩子头部无法通过为准。②床周护栏：婴儿床应有安全护栏，预防婴儿坠床。

（2）防护网阳台、窗户也可安装防护网，但要注意预留逃生通道。

（3）安全锁：窗户安装儿童安全锁，限制开窗宽度在 10 cm 内。这样既通风，又保护孩子。

3. 安全玩耍

逗孩子时，不要将他抛向空中，防止意外坠落。家长不要把小孩抱在窗边或阳台上逗弄，不带孩子去没有安全设施的地方，如尚未完工的工地。

（三）防误吸

1. 潜在危险品

婴儿特别喜欢小东西，透明的或闪亮的、颜色鲜艳的玩物，圆形或类圆形的物品……要留心的可能会吸入气道的异物。要预防气道误吸的物品，见表 4-2。

2. 异物卡喉征象

当孩子进食时，突然呛咳、不能发声，手抓喉部或表情痛苦，无法咳嗽，脸色、嘴唇发青，呼吸急促甚至无法呼吸。此时应立刻急救，抢救黄金时间大约只有 4 分钟！

3. 婴儿海姆立克急救法

（1）操作方法：施救者取坐位或呈弓步状，一手捏住婴儿颧骨两侧，一手托住其后颈部。让婴儿趴在大人前臂上，并倚靠在施救者大腿上，面部朝下，头低臀高。在婴儿两肩胛骨间，掌根冲击，拍背 5 次。若异物未排出，将婴儿翻正，在胸骨下半段，示指及中指快速向上按压 5 次。重复上述拍背压胸动作，直到异物排出（图 4-1）。

表4-2 要预防气道误吸的物品

类别	举例
零食	糖果、果冻、爆米花等
坚果	花生、瓜子、开心果等
蔬菜	高纤维的芹菜、菠菜、玉米粒等
骨肉	鱼刺、小骨头、大块瘦肉等
豆类	豌豆、红豆、绿豆、黑豆等
主食	年糕、汤圆、小米粒、面包块等
水果	桂圆、葡萄、樱桃、杨梅等
首饰	戒指、手链、耳钉等
日常用品	电池、纽扣、硬币、别针、笔帽、樟脑丸等
游戏用品	气球、弹珠、磁力珠、细小零件等

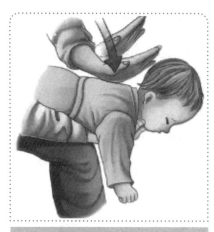

图4-1 婴儿海姆立克急救法

（2）注意事项：①切忌将孩子倒吊从背部拍打。②不要试图用手抠出呛入气道的异物，这有可能将异物推到下方，加重气道堵塞。③以上操作是在孩子有意识的情况下进行。④一定要及时拨打 120 急救或就近送医。

4. 预防措施

（1）平时尽量让孩子避免吞咽过量或体积过大的食物。

（2）家里的果冻、豆类、糖果、药丸等应存放在安全处。

（四）防误饮

1. 潜在危险液

白水、饮料、糖浆、药剂……小朋友也许并不清楚它们到底是什么，以为都能喝，尤其是带有芳香气味的液态制剂。有时气味并不让人愉悦，孩子也会用嘴去探索和尝试，特别是夏天，这类液体误饮事故更易发生（表4-3）。

表4-3　要预防误饮的物品

类别	举例
化妆品	化妆水、香水、卸妆油等
药品	碘伏、75%乙醇、84消毒液等
清洁用品	洗洁精、漱口水、洁厕剂等
洗涤用品	洗衣液、肥皂液、洗手液等
驱蚊用品	电驱蚊液、便携驱蚊液、花露水等
农药	除草剂等

2. 应急处理

由于大多数家庭成员并非专业医护，不恰当的处理可能会让事态更加严重，给孩子造成进一步伤害，所以一旦发生此类意外，应立即拨打120或紧急送医。误饮后的处置，见表4-4。

表4-4 误饮后的处置

类别	处置方法
强腐蚀性物质	立即喝生蛋清、牛奶、稠米汤或豆浆等
非腐蚀性物质	立即用手指或压舌板刺激咽部，催吐
农药	将孩子迅速撤离中毒现场，脱去接触农药的衣物，清水冲洗接触农药的皮肤（五官处冲洗5～15分钟）

3. 注意事项

（1）上述所有措施是建立在孩子清醒且可以有效配合的情况下。

（2）将孩子所服用产品的容器或瓶子、实物等交给医护人员，以便快速、合理急救。

4. 预防措施

（1）大人应将家里的药液、化妆用物、清洁用品、洗涤用品、农药等妥善保存。

（2）无合适存放位置，药箱、农药等特殊物品应存放在原装容器中，上锁保存。另外，家长应尽可能避免在小孩面前用药。

（3）平日里，家长可通过讲故事、看动画、认物件、认标志等形式，引导孩子记住相应的危险品，告之不可触碰与食用。

（五）防烫伤

皮肤是人的第一道天然保护屏障，然而孩子的肌肤柔嫩，角质层薄，抵御能力较弱，更容易受到损害。若不慎接触到温度过高的固体、液体、蒸汽等，烫伤就有可能发生。

1. 烫伤的表现与处理

要根据烫伤程度进行不同的处理。

（1）轻度烫伤：皮肤红肿，有刺痛感。应远离热源，冷水冲洗15～20分钟。

（2）中度烫伤：皮肤红肿，异常疼痛，或是太过严重而感觉不到疼痛；水疱，皮肤破裂溃烂；伤及真皮，可渗出血及其他液体。应将患处放入盛有冰水的盆中，使用流动自来水冷却20～30分钟，并及时就医。

（3）重度烫伤：伤及皮下组织，皮肤会变干硬、变白，甚至呈焦黑色，感觉不到疼痛。应小心去除衣物，可用剪刀剪开，慢慢取下，不要碰到患处皮肤。冷水浸泡或用浸透冷水的毛巾敷盖在患处，立即送医急救。

2. 处理流程

烫伤处理的一般流程，见图 4-2。

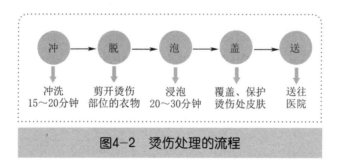

图4-2　烫伤处理的流程

3. 注意事项

（1）不要挑破伤处的水疱，预防感染。

（2）不要在伤处乱涂东西。禁止在伤口处涂抹食醋、酱油、牙膏等；否则不但无效，反而让伤处模糊不清，对伤口清理和愈合不利，甚至会引发严重的感染。

4.预防措施

有些意外本可避免，孩子也不用带着伤疤过此一生。家长要注重细节，规避意外伤害。

（1）桌布不宜太长，或用固定桌垫代替桌布。

（2）暖壶、茶壶、水杯等物品不要放在桌子边沿。

（3）烧汤、烧开水、煮饭时，不让孩子进厨房。

（4）电饭锅、高压锅、电熨斗等有高温蒸汽的用具，使用时应远离孩子。

（5）烤箱、微波炉等使用完毕应先断电，戴隔热手套取出的物品置于安全处，勿让孩子直接触碰。

（6）吹风机、烘干机、取暖器等不用时拔下插头。

（7）用奶瓶喂养时，先试奶液温度，合适后再喂给婴儿。

（8）沐浴时，先调好水温并试温，再放孩子进去。

参考文献

［1］ 中国营养学会.中国居民膳示指南 2022［M］.北京：人民卫生出版社，2022.

［2］ 张媛媛.优生优育与不孕不育［M］.上海：上海交通大学出版社，2019.

［3］ 曾成英.出生缺陷防控科普 优生优育你我知［M］.广州：中山大学出版社，2021.

［4］ 艾贝母婴研究中心.优孕胎教育婴［M］.成都：四川科学技术出版社，2020.

［5］ 张亦心，田慧艳.出生缺陷与优生［M］.石家庄：河北科学技术出版社，2019.

［6］ 朱丽萍，李力.健康孕育新生命100问［M］.北京：人民卫生出版社，2021.

［7］ 李瑛，张巧.安全避孕指导手册［M］.北京：人民卫生出版社，2021.

［8］ 刘靳生.优生优育的宝典［M］.西安：陕西科学技术出版社，2020.

［9］ 杨翔主.优生优育与母婴保健［M］.北京：人民卫生出版社，2019.

[10] 华苓.产前产后护理百科［M］.成都：四川科学技术出版社，2022.

[11] 周莉.怀孕280天每天一读［M］.北京：中国人口出版社，2021.

[12] 丁宁，卢姗，顾兵.常见疾病的预防与康复［M］.南京：东南大学出版社，2020.

[13] 朱俊真.临床预防出生缺陷指导手册 第2版［M］.北京：科学普及出版社，2021.

[14] 刘苹，赵东娜.孕妇乳母膳示指南［M］.北京：中国医药科技出版社，2019.

[15] 胡相娟.妇产科疾病诊断与治疗方案［M］.昆明：云南科技出版社，2020.

[16] 张勋.怀孕前后宜与忌［M］.北京：科学普及出版社，2019.

[17] 张福杰，赵红心.艾滋病患者自我管理手册［M］.北京：人民卫生出版社，2021.

[18] 史金腾，李真珍.生殖健康全书［M］.郑州：河南科学技术出版社，2019.

[19] 赵丽荣.现代计划生育与优生［M］.哈尔滨：黑龙江科学技术出版社，2020.

[20] 吴凌.初次怀孕百事通［M］.北京：中国人口出版社，2018.

[21] 张琼，潘旭阳，王华伟.母婴保健技术服务人员培训：基础篇［M］.昆明：云南科技出版社，2021.

[22] 孟斐.孕产妇全程保健 贴心周到的指南 助你平安度过孕产期 彩图典藏版［M］.天津：天津科学技术出版社，2018.

[23] 赵卫华，张兰.妇产科诊疗常规与手术要点［M］.长春：吉林科学技术出版社，2019.

[24] 郎景和，田秦杰.协和名医 新婚必读［M］.北京：中国妇女出版社，2021.

［25］ 重庆市成人教育丛书编委会.婴幼儿照护［M］.重庆：重庆大学出版社，2021.

［26］ 成立红.妇产科疾病临床诊疗进展与实践［M］.昆明：云南科技出版社，2020.

［27］ 李宁.李宁详解孕产期饮食营养［M］.成都：四川科学技术出版社，2020.

［28］ 刘丽萍.优生优育与妇幼保健［M］.长沙：中南大学出版社，2019.

［29］ 孙丽丽.妇产科诊断与治疗精要［M］.昆明：云南科技出版社，2020.

［30］ 蔡正茂，虞斌.高龄孕产妇围产期读本［M］.南京：东南大学出版社，2020.

［31］ 张楚南，刘忠华.新婚健康知识图册［M］.北京：中国医药科技出版社，2018.

［32］ 马海霞.现代产前护理学［M］.长春：吉林科学技术出版社，2019.

［33］ 常艳美.新生儿婴儿护理大百科［M］.成都：四川科学技术出版社，2021.

［34］ 王磊，姜伟，杨海云，等.实用临床妇产科理论与实践［M］.北京：科学技术文献出版社，2018.

［35］ 王艳.常见病护理实践与操作常规［M］.长春：吉林科学技术出版社，2020.

［36］ 李玲玲，吴伟霞，费蓓蓓.孕早期代谢指标预测妊娠期糖尿病的研究进展［J］.中国计划生育学杂志，2023，31（2）：480-484.

［37］ 邢祎祎，代天怡，杨晓月，等.唐氏综合征产前筛查及诊断研究进展［J］.中国生育健康杂志，2022，33（3）：499-502.

［38］ 林银妹，魏妙娇，李桂兰.婚前检查结合孕前检查对提高育龄期夫妻疾病检出率与人口素质的重要意义［J］.婚育与健康，2023，29

（3）：22-24.

［39］李璐，陈亚儿，高银银.剖宫产产妇阴道试产时间与术后宫缩乏力和产后出血的相关性［J］.中国妇幼保健，2023，38（5）：784-787.

［40］范朋凯，谢昕，陈静，等.母乳喂养对人巨细胞病毒感染婴儿免疫功能的影响［J］.中国当代儿科杂志，2023，25（3）：278-283.